Enida Petro

Cáries na primeira infância em Tirana, Albânia

Enida Petro

Cáries na primeira infância em Tirana, Albânia

ScienciaScripts

Imprint
Any brand names and product names mentioned in this book are subject to trademark, brand or patent protection and are trademarks or registered trademarks of their respective holders. The use of brand names, product names, common names, trade names, product descriptions etc. even without a particular marking in this work is in no way to be construed to mean that such names may be regarded as unrestricted in respect of trademark and brand protection legislation and could thus be used by anyone.

Cover image: www.ingimage.com

This book is a translation from the original published under ISBN 978-3-659-83025-9.

Publisher:
Sciencia Scripts
is a trademark of
Dodo Books Indian Ocean Ltd. and OmniScriptum S.R.L publishing group

120 High Road, East Finchley, London, N2 9ED, United Kingdom
Str. Armeneasca 28/1, office 1, Chisinau MD-2012, Republic of Moldova, Europe
Managing Directors: Ieva Konstantinova, Victoria Ursu
info@omniscriptum.com

Printed at: see last page
ISBN: 978-620-8-62574-0

Índice:

ENIDA PETRO, PhD

CÁRIES DA PRIMEIRA INFÂNCIA EM TIRANA, ALBÂNIA

MONOGRAFIA

PREFÁCIO

A cárie precoce da infância, conhecida na literatura como CEC (Cárie Precoce da Infância), é um problema muito grave em odontopediatria devido à rápida disseminação da cárie numa idade precoce na dentição primária. As crianças sofrem as consequências da dor persistente e das dificuldades de alimentação, pelo que apresentam fenómenos de desnutrição e perda de peso. As crianças com CCE têm dificuldade em falar e enfrentam problemas sociais e psicológicos devido à distorção da aparência estética resultante da cor escura dos dentes da frente ou da sua ausência. Muitas vezes, estas crianças recusam-se a frequentar o jardim de infância ou a socializar com os seus pares. Nos casos de complicações resultantes do não tratamento das cáries da primeira infância, as infecções locais e gerais são muito frequentes e, em casos excepcionais, podem também constituir um risco para a vida da criança. Devido à tenra idade das crianças, às dificuldades no seu tratamento e à falta de conhecimentos sobre este problema, muitos dentistas recomendam a remoção precoce dos dentes decíduos, causando danos irreversíveis na dentição permanente.

Na nossa prática quotidiana de trabalho com crianças, deparamo-nos frequentemente com estes casos, mas na literatura não existem dados sobre a propagação da CEC a crianças em idade pré-escolar no nosso país. Da informação fornecida por alguns jardins-de-infância em Tirana, resulta que continua a haver uma falta de serviços públicos de check-ups dentários e que os professores não organizam aulas sobre saúde e higiene oral. Além disso, os pais não dispõem de informações completas sobre as causas e consequências do CCE. Isto leva-os a utilizar formas incorrectas de alimentação e a não cuidar adequadamente da higiene oral dos seus filhos. Os pais não têm conhecimento da idade em que os seus filhos devem visitar o dentista pela primeira vez e quase não conhecem as medidas preventivas disponíveis nessa idade, como a fluoretação e a silanização dos dentes decíduos. Como resultado desta falta de conhecimento e informação, as crianças aparecem muito tarde no dentista e têm de lidar com procedimentos curativos desconfortáveis, especialmente na sua idade, que muitas vezes causam a recusa do tratamento pela criança. Constatou-se também a falta desta informação nos pediatras, que, por seu lado, devem aconselhar os pais a consultar um dentista logo no primeiro ano de vida da criança. Além disso, é importante prestar atenção aos cuidados pré-natais como um dos factores que afectam o aparecimento de CEC desde o primeiro contacto da mãe com a criança logo após o nascimento. Toda esta informação deve fazer parte dos programas preventivos destinados a melhorar a saúde oral das crianças em idade pré-escolar no nosso país.

Capítulo 1

1. INTRODUÇÃO

A Cárie Precoce da Infância, conhecida na literatura como CEC, é uma forma destrutiva de cárie que afecta os dentes temporários e pode estar presente em crianças de tenra idade, logo após a erupção dos dentes (1, 2). A caraterística distintiva da cárie nesta idade é que afecta inicialmente um número limitado de dentes que, se não forem tratados a tempo, se espalham rapidamente por todos os dentes decíduos (3).

1.1. Definição de CCE

A cárie na primeira infância é descrita na literatura desde 1952 por *Belteram*, que utilizou o termo "les dent noire de tout-petits", que significa "crianças pequenas com dentes pretos" (4). A primeira definição correta de cárie em crianças pequenas foi escrita em 1962 por *Fass*, que usou o termo "boca de biberão" (5). Outras definições podem ser encontradas em alguns termos utilizados atualmente, tais como "boca do biberão noturno", "cárie de amamentação", "síndrome do biberão", "cárie da boca do biberão", "síndrome do biberão", "cárie dentária do biberão" (6, 7). Estas definições são utilizadas para identificar a cárie em crianças com cerca de 5 anos de idade, que são alimentadas a biberão. Nestes casos, os dentes afectados pela cárie são os incisivos e molares superiores. Os incisivos mandibulares geralmente não são afectados devido à posição da língua durante a inalação, protegendo estes dentes do efeito cariogénico do conteúdo do biberão (8, 9). Atualmente, na literatura, encontramos frequentemente o termo "cárie galopante" (6, 9). Este termo é utilizado para descrever a natureza mais agressiva e a rápida progressão num curto período de cárie na primeira infância, de um único dente para a destruição irreversível de todos os dentes decíduos (Figura 1.1.1.).

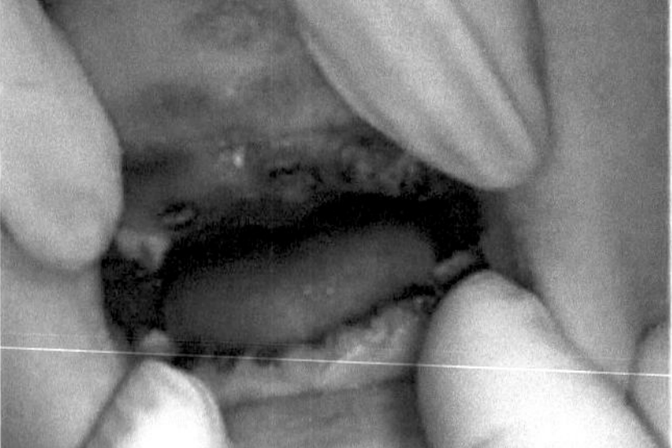

Figura 1.1.1. Apresentação clínica da cárie rampante.

Num seminário organizado pelo Instituto Nacional de Saúde (NHI) em 1999, foi proposto que o termo "Cárie Precoce da Infância" - deveria ser utilizado para descrever a presença de um ou mais dentes decíduos cariados, obturados ou extraídos, devido à presença de cáries em crianças com 71 meses de idade. (10)

De acordo com o autor *Gussy*, a presença de pelo menos uma lesão cariosa no maxilar anterior em dentes decíduos em crianças pré-escolares deve ser classificada como CEC (11). A Academia Americana de Odontopediatria (AAPD) define a CEC como a presença de pelo menos um dente decíduo afetado por cárie em crianças com menos de 6 anos de idade (12).

1.2. Classificação CCE

São utilizados diferentes sistemas para classificar a cárie na primeira infância (10, 13). O sistema mais utilizado para classificar a CCE é o sistema determinado em 2008 pela AAPD (14). De acordo com essa classificação, temos:

CCE simples - presença de um ou mais dentes cavitados, obturados ou removidos devido a cárie em crianças com menos de 6 anos; dmft <4 em crianças de 3 anos, dmft <5 em crianças de 4 anos ou dmft <6 em crianças de 5 anos.

CCE grave - presença de lesões cariosas como superfícies sensíveis em crianças com menos de 3 anos; presença de um ou mais dentes anteriores superiores cavitados, obturados ou removidos

devido a cáries em crianças dos 3 aos 5 anos; dmft > *4* em crianças com 3 anos, dmft > *5* em crianças com 4 anos ou dmft > 6 em crianças com 5 anos.
CCE maxilar - presença de um ou mais dentes anteriores maxilares cavitados, obturados ou removidos devido a cárie, em crianças com menos de 6 anos de idade.

1.3. Medição de CCE

O índice mais comum utilizado para medir a cárie dentária na dentição decídua é o índice dmft / deft. Este índice baseia-se na identificação de cáries dentárias no passado e no presente, incluindo cáries não tratadas prevalecentes no presente (dt) e cáries tratadas no passado, como vemos dentes obturados (ft) e dentes removidos devido à cárie (mt/et). dmft /deft é o índice utilizado há anos e é amplamente aceite em todo o mundo (15, 16). O limiar de diagnóstico recomendado para estudos epidemiológicos tem sido a cárie dentária (17). A precisão do diagnóstico da cárie do esmalte é geralmente inferior à da cárie dentária (18). No entanto, há provas de que se conseguiu uma maior precisão no estabelecimento do diagnóstico da cárie do esmalte através da formação adequada do pessoal médico (19).
Para estimar a disseminação do CEC, medimos a sua prevalência. A prevalência é o número de indivíduos doentes numa população num determinado momento. A prevalência é geralmente indicada como o número total de casos de doença por 1 000 indivíduos da população e é expressa em percentagem (20).

1.4. Prevalência global do CEC

A cárie dentária tornou-se uma grande preocupação de saúde pública, especialmente nos países em desenvolvimento, ao contrário dos países desenvolvidos onde este problema está a diminuir e a saúde oral está a melhorar (21). A urbanização crescente e as rápidas mudanças no consumo de alimentos são provavelmente os factores que contribuem para a deterioração da saúde dentária nos países em desenvolvimento (22).
A prevalência de cáries nos países desenvolvidos é de cerca de 1-2%, enquanto nos países em desenvolvimento e em algumas comunidades dentro dos países desenvolvidos, tais como imigrantes, minorias, etc., a prevalência aumenta até 70% (23). Embora a literatura tenha muito poucos estudos que determinem a prevalência de CCE em crianças, os dados referem-se normalmente a um grupo etário alargado, como as crianças em idade pré-escolar. Estes dados mostram que a prevalência global de cáries em crianças em idade pré-escolar diminuiu na maioria dos países desenvolvidos (24, 25). Enquanto os países em desenvolvimento e, em alguns casos, mesmo alguns países desenvolvidos, mostram uma tendência crescente (26, 27).
Uma análise pormenorizada de um grande número de estudos, com dados sobre a prevalência da CEC na Europa, Ásia, África, Médio Oriente e América do Norte, mostrou que a prevalência mais elevada de CEC foi registada em África e no Sudeste Asiático (28). Os resultados de estudos realizados em vários países europeus, como a Inglaterra, a Suécia e a Finlândia, mostraram que a prevalência de CEC em crianças de 3 anos de idade varia entre 1% e 32% (23, 29, 30), enquanto na Europa Oriental a prevalência de CEC é de 56% (31). Nos Estados Unidos, a prevalência de cáries em crianças em idade pré-escolar é de 17%, embora alguns estudos mostrem que a prevalência de CEC varia de 4% a 90% em algumas comunidades da população nativa americana (7, 29, 32, 33, 34). Na América Latina, a prevalência de CEC foi de 46% em crianças de 25-36 meses (35), enquanto no Canadá, em crianças de 3 anos de idade, a prevalência de CEC foi de 67% (36).
Estudos realizados em países asiáticos mostram que a prevalência de CEC em crianças de 3 anos de idade é mais elevada na região do Extremo Oriente e varia entre 36% e 85% (30, 37, 38, 39, 40, 41), enquanto na Índia a prevalência de CEC em crianças de 8-48 meses é de 44% (42). No Médio Oriente, a prevalência da CEC em crianças de 3 anos de idade varia entre 22% e 61% (43, 44, 45) e em África entre 38% e 45% (46, 46). As conclusões baseadas nos resultados destes estudos mostram que a cárie na primeira infância é considerada uma epidemia nos países em desenvolvimento (48).

1.5. Prevalência do CEC na Albânia

A nossa literatura não oferece dados sobre a prevalência de cárie precoce da infância em grupos etários pré-escolares em crianças de 3-5 anos. Esta é a idade mais importante para avaliar o nível de

presença e desenvolvimento de CCE porque a dentição primária está completamente formada e o primeiro dente molar permanente ainda não erupcionou.
Em 2010, foi efectuado um único estudo em crianças de 1-3 anos de idade em jardins-de-infância de Tirana e verificou-se que a presença de CEC foi observada em 47% das crianças que participaram no estudo (49).

1.6. Etiologia do CCE

A cárie precoce da infância tem uma etiologia multifatorial, onde estão envolvidos vários factores-chave e determinantes, tais como: estrutura dentária, enzima de hidratos de carbono, microrganismos e tempo. Também no aparecimento e desenvolvimento da CCE vários outros factores têm um impacto significativo, sendo estes factores de risco ou de ajuda, tais como a idade, o sexo, a raça ou etnia, a genética, o estatuto socioeconómico e o comportamento (7).

1.6.1. Estrutura dentária

As cáries na primeira infância podem aparecer imediatamente após a erupção dos dentes. A superfície dos dentes que emergiram ainda não está totalmente maturada e esta é a principal razão pela qual estes dentes são facilmente afectados pela cárie (9). Uma vez que o dente tenha emergido completamente, a superfície do esmalte passa pelos estágios finais de maturação pós-eruptiva e pelo estágio final de mineralização. É precisamente durante este período intermédio, após a libertação do dente e antes da maturidade final, que os dentes decíduos são mais sensíveis e podem ser facilmente afectados por cáries na primeira infância. A presença de defeitos na estrutura de formação do esmalte aumenta o risco de CCE. Os traumatismos e as infecções a eles associadas são também responsáveis por muitos dos defeitos localizados na estrutura dentária (50).
No entanto, a principal causa da proliferação de cáries na primeira infância é a presença de Streptococcus Mutans e de enzimas de hidratos de carbono (21). O nível oral desta bactéria, que normalmente é transmitida pela mãe, provou ser mais elevado em crianças afectadas pela CCE (51). Superfícies irregulares como manchas, fissuras e fossas, que são muito expressas nos dentes decíduos, servem como locais de retenção de placa bacteriana, acarretando o aumento dos níveis de Streptococcus Mutans e a redução ou eliminação da enzima carboidrato.

1.6.2. Enzima de hidratos de carbono

A cárie na primeira infância está intimamente relacionada com os hidratos de carbono activos na dieta diária. Os microrganismos presentes na cavidade oral, nomeadamente o Streptococcus mutans, utilizam estes hidratos de carbono para formar uma camada adesiva que lhes permite aderir à superfície dentária. A partir do processo de fermentação dos hidratos de carbono são produzidos ácidos orgânicos, que inicialmente desmineralizam o esmalte dentário (52). O consumo contínuo de hidratos de carbono na forma líquida é um fator de alto risco que afecta a aparência do CEC devido ao contacto prolongado com a superfície do dente (53).
A prevalência de cáries na região anterior do maxilar é mais elevada nas crianças que utilizam o biberão de leite açucarado ou com outras bebidas açucaradas do que nas crianças que utilizam um biberão de leite sem adição de açúcar ou simplesmente com água (7). A frequência da ingestão de sacarose é, de facto, mais importante do que a quantidade total consumida (11). Os resultados de um estudo realizado na Jordânia em 2005 indicaram que foi observada uma maior prevalência de CEC em crianças com maior consumo de doces embalados (54). Também a utilização de uma chupeta "calmante" revestida de açúcar ou mel, dada a crianças pequenas para acalmar o seu choro ou antes de dormir, é um fator de risco para o aparecimento de CEC (53).
As sanções impostas pela Organização das Nações Unidas (ONU), para reduzir os produtos açucarados, facilitaram uma diminuição dos casos de cárie nas crianças iraquianas durante um período de mais de 5 anos (55).
Embora o leite materno seja muito importante para garantir a melhor nutrição para os bebés, a amamentação frequente durante o dia e especialmente à noite, quando os dentes de leite já surgiram, pode afetar o aparecimento do CCE. O leite materno contém o dobro da quantidade de lactose do que o leite de vaca e provoca uma maior redução do pH na placa bacteriana, resultando assim numa maior desmineralização ou descalcificação do esmalte dentário (56).
Os sumos de fruta e as bebidas açucaradas desempenham um papel significativo no aparecimento

de cáries na primeira infância. Os sumos de fruta naturais contêm frutose, que tem uma elevada ação ácida. Nas bebidas açucaradas é adicionado um agente adoçante, normalmente a sacarose, que por sua vez aumenta ainda mais a ação ácida. Os sumos de fruta e as bebidas açucaradas provocam uma diminuição significativa do pH da placa bacteriana (21). Quando estes são consumidos por crianças que mostram os primeiros sinais de CEC, a erosão do esmalte CEC progride rapidamente e espalha a sua forma mais agressiva conhecida como "cárie galopante" (9).

1.6.3. Microorganismos

Os microrganismos responsáveis pela cárie dentária podem ser transmitidos de pessoa para pessoa. Esta transmissão, nos casos de cárie na primeira infância, é normalmente da mãe para o filho através da saliva (8). Chama-se a isto transmissão vertical e pode ocorrer através de beijos boca a boca, especialmente quando a criança põe os dedos na boca depois de os ter posto na boca da mãe ou quando a mãe limpa o biberão com a sua saliva (57).

Muitos estudos mostraram que as crianças carregam uma grande quantidade de Streptococcus Mutans na cavidade oral, que é capaz de produzir um alto nível de ácido, principalmente ácido lático, causando desmineralização temporária do dente (58). Atualmente, acredita-se que a adesão do Streptococcus Mutans à placa bacteriana é independente da presença de sacarose e é diretamente mediada por proteínas salivares, que formam a película na superfície do dente. A quantidade de Streptococcus Mutans aumenta com a idade e com o aumento do número de dentes surgidos. Quanto mais cedo ocorrer a colonização destes microrganismos na cavidade oral da criança, maior é o risco de aparecimento de CCE. Por esta razão, atualmente a cárie precoce da infância é considerada uma doença infecciosa transmissível, em que o Streptococcus Mutans é a principal bactéria responsável pela infeção (59).

Um estudo efectuado em Tirana destacou o papel do Streptococcus Mutans como a principal causa de cáries na primeira infância. Neste estudo, a presença e o nível médio de Streptococcus Mutans na saliva foram registados na maioria das crianças com CCE e também nas suas mães. Os resultados mostraram uma correlação significativa entre a transmissão vertical do Streptococcus Mutans da mãe para a criança e a cárie infantil precoce. Os resultados foram confirmados não só clinicamente mas também estatisticamente e indicaram que um nível elevado de Streptococcus Mutans está associado a um risco elevado de ocorrência de CEC (60).

Outra forma de transmissão do Streptococcus Mutans é a transmissão horizontal de criança para criança dentro da mesma família, entre irmãos ou dentro do mesmo grupo social, como no caso de crianças que frequentam creches e jardins-de-infância, mas esta forma de transmissão não está amplamente provada e a literatura não fornece provas claras sobre esta questão (59).

1.6.4. Tempo

O tempo é um fator importante no desenvolvimento da CCE associado à frequência e quantidade de sumos açucarados consumidos diariamente. Os dados do inquérito mostraram que as crianças com CCE utilizam em média o biberão ou o peito 8,3 vezes por dia, enquanto as crianças sem sinais de CCE o utilizam apenas 2,2 vezes por dia (8). A frequência do contacto dos dentes decíduos com produtos açucarados num período de 24 horas tem um impacto significativo no desenvolvimento de cáries na primeira infância. Quando a quantidade de leite ou de líquidos açucarados consumidos pelas crianças é dividida em porções mais pequenas, verifica-se uma maior diminuição do pH da placa bacteriana do que quando a mesma quantidade é consumida de uma só vez (8).

O tempo é também um fator muito importante durante a alimentação a biberão ou a amamentação, ou durante a absorção pela criança da chupeta "calmante" revestida de açúcar, o que afecta tanto a extensão da lesão como o número de dentes afectados pela cárie precoce da infância. Um aspeto importante a ter em conta durante a alimentação a biberão é a longevidade do contacto constante do biberão com os dentes, especialmente durante o sono. A sucção constante do conteúdo do biberão durante a noite afecta diretamente o aparecimento de CCE (7).

Também o uso da amamentação prolongada após um ano de idade e a amamentação da criança à noite após os 6 meses de idade são classificados na literatura como um fator de alto risco para o aparecimento de cáries precoces na infância (61). A presença de CCE em crianças amamentadas é causada não só porque a mãe está disponível durante todo o dia, sempre que o bebé pede para ser alimentado, mas também porque ela usa a amamentação durante a noite para adormecer a criança, ou para acalmar o bebé que chora (61).

Um estudo realizado em Tirana destacou uma ligação moderada entre o CCE e a amamentação após um ano de idade, mas esta relação revelou-se significativa no caso de amamentação prolongada que ocorreu em diferentes alturas do dia e da noite, sempre que a criança precisava de ser acalmada (62).

1.6.5. Idade

A cárie precoce da infância afecta o sistema dentário primário em crianças com menos de 6 anos e pode aparecer assim que os dentes erupcionam (1, 2, 12). A superfície dos dentes emergidos não está completamente amadurecida e esta é a principal razão pela qual estes dentes são facilmente afectados pela CCE (9). As superfícies irregulares, como manchas, fissuras e cavidades, que são muito pronunciadas nos dentes decíduos, servem como áreas de retenção da placa bacteriana. O consumo de hidratos de carbono é maior durante a primeira infância e uma higiene oral adequada é conseguida com mais dificuldade. De acordo com a AAPD, o grupo etário dos 2-3 anos apresenta o maior risco de cáries na primeira infância (12).

1.6.6. Género

Não há evidências claras que possamos usar para determinar quaisquer diferenças significativas na primeira infância, entre homens e mulheres em termos de prevalência de CEC. Acredita-se que os valores ligeiramente mais elevados da prevalência de CCE no sexo feminino resultem da erupção mais precoce dos dentes decíduos no sexo feminino.

1.6.7. Raça e etnia

A influência da raça e da etnia na prevalência de CCE tem a ver com influências culturais e diferentes estilos de vida (7). A literatura fornece provas de que as minorias enfrentam um risco acrescido de cáries na primeira infância (63, 64). No entanto, num estudo realizado em 2003 por *Montero*, este não encontrou diferenças significativas no nível de CCE quando considerou a etnia como um fator (65). Enquanto que na população migrante, existe uma ligação significativa com uma maior prevalência de cáries na primeira infância (66). De acordo com alguns autores, é difícil determinar o impacto da raça e da etnia na prevalência de CCE devido à definição incorrecta de etnia. Em vários casos, a população da amostra participante no estudo foi agrupada por nacionalidade e, noutros casos, por origem. Além disso, segundo vários autores, o que torna esta variável mais difícil de determinar é o impacto de factores de confusão, como os hábitos alimentares e a higiene oral (67). Muitas vezes, estas minorias são os estratos mais discriminados e têm o estatuto socioeconómico mais baixo, o que tem impacto na maior prevalência de cáries precoces na infância (68).

1.6.8. Genética

Acredita-se que os factores genéticos influenciam a prevalência de cáries na primeira infância através da resistência herdada ou adquirida do sistema imunitário e da estrutura dentária, da morfologia da superfície do dente ou da sua colocação na arcada (69).

1.6.9. Estatuto socioeconómico

O estatuto socioeconómico (SES) indica o nível de educação, o nível de rendimento e o emprego de um indivíduo ou grupo de indivíduos (70, 71). Os indivíduos com baixo NSE têm desvantagens sociais e financeiras que reduzem a sua capacidade de cuidar de si próprios, de obter serviços profissionais de qualidade e de viver num ambiente saudável. É provável que estes indivíduos negligenciem os problemas de saúde oral e a necessidade de cuidados e prevenção para si próprios e para os seus filhos. O baixo nível de educação também aumenta a prevalência da cárie dentária (72, 73). O baixo nível socioeconómico aumenta o nível de risco de CCE (7, 74). Este efeito é causado pela diferença nos hábitos alimentares e pelo papel dos hidratos de carbono na dieta das pessoas (18). A experiência de cáries e a frequência do consumo de açúcar é maior em crianças de pais com um nível educacional mais baixo (75). Segundo alguns autores, as disparidades na saúde oral resultam do uso de leite com adição de açúcar e da falta de pasta dentífrica fluoretada (76).

A cárie na primeira infância é mais prevalente entre as crianças nascidas de mães solteiras, que vivem na pobreza ou em más condições económicas ou cujos pais têm baixos níveis de educação,

especialmente entre as mães sem instrução e analfabetas (77). Os cuidados da mãe afectam diretamente a saúde oral da criança e o seu nível de dmft (78). As mães com baixos níveis de educação tendem a dar aos seus filhos produtos açucarados ou alimentos embalados entre as refeições, enquanto as mães com níveis de educação mais elevados preferem comida caseira ou fruta fresca (79).
As crianças malnutridas durante o período pré, peri ou pós-natal e as que nasceram com baixo peso correm um maior risco de ter dentes com mineralização deficiente, que são mais facilmente afectados pela colonização de Streptococcus Mutans e cáries precoces na infância (80).

1.6.10. Comportamento

A presença de cáries dentárias na primeira infância está intimamente relacionada com os padrões de comportamento (73, 81). Os principais factores associados ao comportamento são os hábitos alimentares, a dieta, a quantidade de açúcar consumida, o controlo da placa dentária, a exposição ideal ao flúor e os cuidados de saúde oral (82).
Um padrão no modelo de comportamento tem a ver com o estilo de vida. A literatura enfatiza a importância da influência da família no desenvolvimento de um modelo de comportamento correto e saudável desde a primeira infância (83, 84). Uma vez que o ambiente mais dominante na vida da criança é a família, os membros da família, especialmente as mães, têm um impacto direto na aprendizagem e motivação dos hábitos de cuidados de saúde oral da criança. Os pais transmitem aos seus filhos os mesmos costumes que eles próprios observam na vida quotidiana devido à influência do ambiente circundante, da cultura ou das suas crenças pessoais (85). As mães que efectuam check-ups periódicos regulares ao dentista têm maior probabilidade de consultar um dentista na primeira visita do seu filho e estão mais interessadas em continuar a procurar cuidados profissionais (86, 87). Um estudo realizado em Tirana, em 2009, mostrou que apenas 12% dos pais tinham levado o seu filho para a primeira visita ao gabinete dentário até ao 1.º ano de idade. Também este estudo mostrou que a idade média da primeira visita das crianças era de 7 anos e a principal razão para este atraso, em 98% dos casos, era o medo que os próprios pais tinham experimentado desde o primeiro encontro com o dentista (88).
Os hábitos nutricionais dos bebés e o consumo de alimentos e bebidas açucaradas na primeira infância estão intimamente ligados às crenças e práticas transmitidas ao longo das gerações de mães para filhas (89, 90). Em vários inquéritos realizados durante a preparação desta tese de doutoramento, foi observado o impacto significativo da nutrição e dos hábitos alimentares na prevalência de cáries na primeira infância (91, 92, 93, 94).

1.7. Clínica ECC

Inicialmente aparecem manchas brancas opacas apenas nos incisivos centrais superiores. Mais tarde, estas manchas adquirem uma cor castanha escura e, por volta desta mesma altura, a cárie precoce da infância começa a afetar, respetivamente, as superfícies oclusais dos molares superiores, os locais vestibulares dos caninos e o molar inferior. Muito rapidamente, todas as superfícies dos dentes decíduos são afectadas e a CCE espalha-se mais profundamente sem causar quaisquer sintomas significativos (95). As coroas dentárias dos dentes decíduos são completamente destruídas (Figura 1.7.1.). Mais tarde, surgem infecções pulpo-periodontais que são frequentemente acompanhadas de dor, inchaço e fístulas. Os casos não tratados conduzem frequentemente a complicações de abcessos e flegmão que afectam o estado geral da criança.

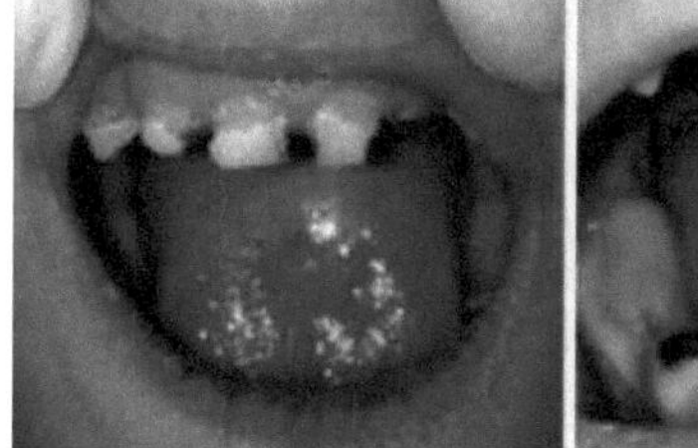
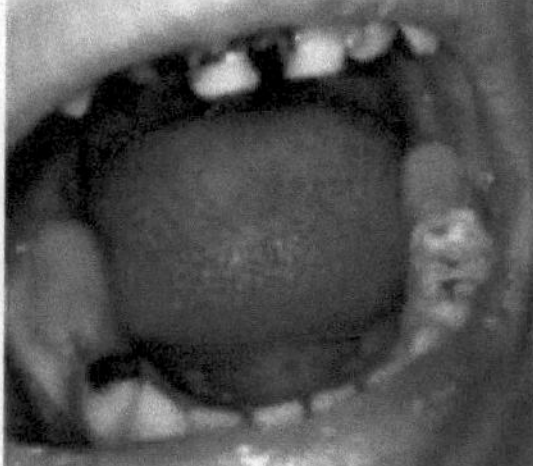
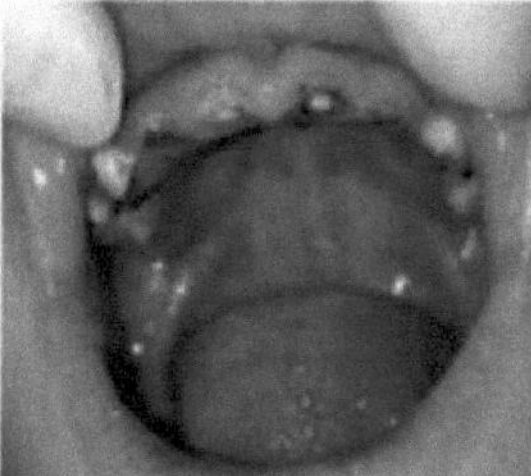

Figura 1.7.1. Apresentação clínica do CEC.

1.8. Identificação do CCE

A identificação da CEC nas fases iniciais é um pré-requisito para o sucesso do tratamento e para a prevenção de uma maior propagação da CEC. Por conseguinte, a primeira visita da criança ao gabinete dentário é muito importante. Recomenda-se que a primeira visita ao dentista seja efectuada logo que surja o primeiro dente da criança e, o mais tardar, com 1 ano de idade (96, 97, 98). A literatura sugere que a cárie precoce da infância deve ser classificada como um problema pediátrico, para além de ser um problema dentário, e os pediatras devem desempenhar um papel importante na identificação da CEC, uma vez que os médicos pediatras são os que contactam mais frequentemente com as crianças e os seus pais (99, 100).

1.9. Tratamento CEC

O tratamento da cárie na primeira infância é multifatorial e envolve a criança, os seus pais e o pessoal dentário especializado para assegurar que o tratamento restaurador será apoiado pela prevenção, higiene oral e hábitos nutricionais adequados (101,102).

Em lesões cariosas iniciais, são aplicadas técnicas de intervenção restauradora mínima, como as técnicas ART, para reduzir o trauma para a criança e para os pais (80). Esta técnica é realizada através da colocação de cimento de ionómero de vidro na cavidade sem a utilização do cortador ou do anestésico local (103). Noutros casos em que a lesão progrediu mais profundamente, o tratamento recomendado é a técnica de cobertura com uma pasta contendo antibióticos esteróides, como as pastas Ledermix ou Septomixine Forte. Nos casos em que a cavidade cariosa está aberta, o método recomendado é a limpeza inicial com uma escavadora, a colocação de pasta antibiótica e o encerramento temporário com cimento de ionómero de vidro. Este método favorece a redução do Streptococcus mutans na cavidade, diminuindo a sensibilidade dentária e serve como método de dessensibilização para a criança. Posteriormente, procede-se ao preenchimento final com materiais restauradores ou coroas de aço inoxidável, de acordo com os procedimentos relevantes (95). Em estágios avançados, quando as complicações da CEC aparecem, é necessário aplicar técnicas endodônticas sob efeito de anestesia local (104). Um estudo realizado em Tirana mostrou que a utilização destas pastas contendo antibióticos esteróides é o método mais eficaz no tratamento de complicações da CEC (105).

Quando a cooperação da criança é difícil devido à sua tenra idade, à sua fase agitada ou quando estamos a tratar casos de crianças com deficiências mentais, o método de tratamento recomendado é a sedação ou a anestesia geral. Muitos destes tratamentos são impossíveis para algumas crianças nos países em desenvolvimento devido aos elevados custos financeiros ou à falta de pessoal dentário especializado (106).

1.10. Consequências da CCE

Na maioria dos casos, as crianças que sofrem de CEC não são tratadas atempadamente ou de forma adequada devido à falta de informação dos pais, à tenra idade das crianças, às dificuldades de gestão e à falta de serviços profissionais especializados, bem como ao elevado custo dos serviços. Devido às experiências difíceis e à necessidade de visitas frequentes ao gabinete dentário, a criança recusa o tratamento ou abandona-o a meio dos procedimentos de tratamento, o que leva à desilusão ou à rutura da relação criança-dentista. Isto resulta frequentemente em extracções prematuras de dentes decíduos, como mostra a Figura 1.10.1.

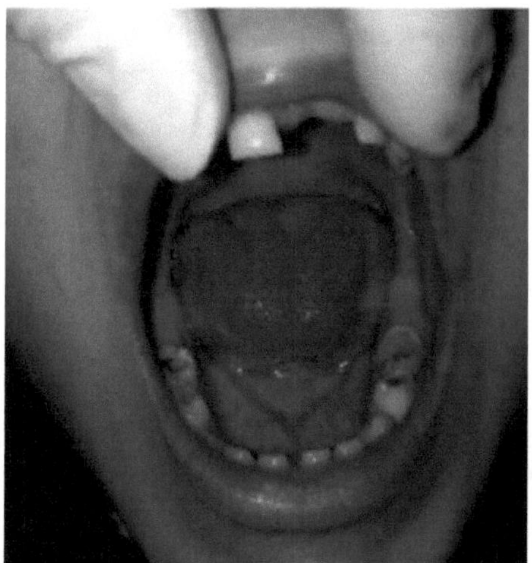

Figura 1.10.1. Extração prematura do dente 61.

Estes casos estão maioritariamente associados a anomalias da cronologia, tais como erupções prematuras ou atrasos no aparecimento dos dentes permanentes. Também o risco de aparecimento de lesões cariosas no primeiro molar permanente é muito maior entre as crianças com CEC. Na nossa experiência clínica com estas crianças, identificámos muitos casos com a presença de cáries dentárias nas superfícies oclusais dos molares permanentes, acabados de erupcionar (Figura 1.10.2.).

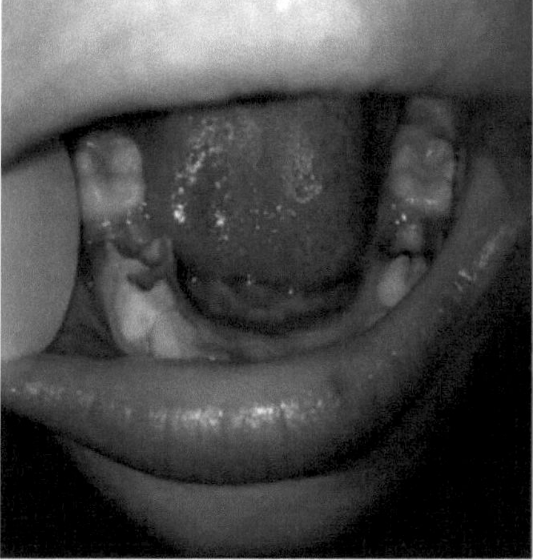

Figura 1.10.2. A presença de cáries nos primeiros molares permanentes.

1.2. Prevenção de CCE

As estratégias preventivas dividem-se em dois grupos principais: estratégias que se aplicam à população de todos os indivíduos afectados ou não pela doença e estratégias de risco que são dirigidas apenas a grupos ou indivíduos de risco (98, 107). As estratégias para a população incluem a fluoretação da água potável, a utilização de pasta dentífrica fluorada e a educação para a saúde oral (98, 108). Enquanto as estratégias de risco procuram proteger os indivíduos que podem ser afectados pelas cáries devido à transformação dos factores de risco (107). A eficácia das estratégias de risco está a ser questionada em muitos estudos e a precisão da definição de indivíduos ou grupos de risco é baixa (109).

Os principais métodos de prevenção da CEC centram-se geralmente na redução do consumo de hidratos de carbono, na redução da carga microbiana, no aumento da resistência dentária ou numa combinação de todos eles (89, 110). Estes métodos incluem métodos dirigidos à comunidade, métodos clínicos profissionais e métodos de cuidados pessoais em casa (98, 111).
Os métodos dirigidos à comunidade são normalmente aplicados pelas autoridades de saúde pública e outros organismos governamentais a nível nacional, tais como os que se ocupam de programas educativos e da fluoretação da água potável. Os métodos profissionais são aplicados em clínicas dentárias pelo pessoal médico e tratam da fluoretação tópica e da colocação de selantes dentários no sistema dentário temporário, enquanto em casa são aplicados métodos preventivos relacionados com os cuidados pessoais de higiene oral, nutrição e hábitos alimentares.
Os programas educativos consistem em resumos de informação realizados através de conversas, actividades de aprendizagem, troca de experiências e centram-se principalmente na mudança dos hábitos nutricionais da criança e na redução do nível de Streptococcus mutans (51, 112). Estes programas têm como objetivo fornecer conselhos sobre a redução da frequência da ingestão diária de bebidas e alimentos açucarados, a escovagem diária dos dentes com pastas dentífricas fluoradas e visitas regulares ao dentista (113, 114).
A prevenção do CEC é possível através da educação dos jovens pais e futuros pais sobre métodos de nutrição, abstinência de alimentos cariogénicos, higiene oral e utilização de flúor nos seus filhos (115, 116, 117, 118, 119) .
A fluoretação da água potável é um método de prevenção sistémico que envolve toda a comunidade, mas nas últimas décadas este método tem tido menor eficácia na redução do CEC devido à escassez de recursos naturais de água fluorada e à substituição da ingestão de flúor por outros meios, como os de efeito local (98, 109, 111, 120, 121).
Os métodos locais de prevenção incluem a pasta de dentes fluoretada, os enxaguatórios bucais, os géis e vernizes fluoretados. O uso de dentifrício fluoretado parece ser o método local com menor custo e maior eficiência na prevenção do CEC, portanto, é o método mais comum e pode ser amplamente utilizado por todas as crianças (89, 120, 122, 123, 124). Os bochechos fluoretados também são de uso diário ou semanal e auxiliam na prevenção do CEC e geralmente são gratuitos em muitos países que aplicam esse método em crianças pré-escolares, mas podem ser facilmente aplicados em casa sob os cuidados dos pais ou responsáveis pela criança (125). A eficácia destes métodos de auto-cuidado em casa, relacionados com a higiene oral das crianças pequenas, depende dos cuidados e conhecimentos dos pais e tutores envolvidos na educação da criança, e pode ser melhorada sob a influência de programas de aconselhamento e formação educacional (110, 126, 127, 128, 129).
Os métodos de cuidados clínicos profissionais tratam da aplicação de géis e vernizes fluoretados em crianças em idade pré-escolar. Estes métodos devem ser aplicados especialmente nas crianças que apresentam um risco mais elevado de cárie precoce na infância. Nos países desenvolvidos, estes métodos são amplamente aplicados e gratuitos por higienistas dentários que efectuam exames periódicos em crianças em idade pré-escolar (69).
A aplicação de selantes no sistema dentário primário é também outro método muito importante utilizado nos cuidados dentários profissionais. De acordo com a AAPD e a ADA, a retenção de selantes em dentes decíduos é maior do que em dentes permanentes, porque na altura da aplicação do selante os dentes decíduos já erupcionaram completamente e a sua coroa está totalmente formada (96, 97, 130). Diferentes estudos mostram que 68% dos dentes decíduos com aplicação de selante não são afectados pela CEC (131). Um estudo realizado em Tirana registou a eficácia da aplicação de selante na prevenção da CEC (132).

Capítulo 2

2. OBJECTIVO DO ESTUDO

2.1. Objetivo geral

O objetivo deste estudo é determinar a prevalência e a gravidade da cárie precoce da infância em crianças de 3 a 5 anos de idade nos jardins-de-infância públicos de Tirana.

2.2. Objectivos específicos

Os objectivos específicos deste estudo são:

1. Determinar a distribuição da CEC de acordo com os métodos da AAPD utilizados para classificação nos indivíduos do estudo.
2. Determinar o estado dentário e a experiência de cárie nos dentes decíduos em crianças de 3-5 anos de idade nos jardins-de-infância públicos de Tirana.
3. Para definir o índice deft e o índice de cuidados (CI).
4. Determinar os factores de risco para as cáries na primeira infância.
5. Determinar a distribuição dos participantes no estudo de acordo com estes factores.
6. Avaliar a associação entre estes factores e a cárie precoce na infância.
7. Avaliar a associação entre estes factores e o índice de deft.
8. Avaliar a associação entre estes factores e o nível de cuidados.
9. Analisar e comparar os resultados com as referências bibliográficas conhecidas.
10. Tirar as conclusões necessárias com base nos resultados dos dados.
11. Recomendar estratégias de prevenção que ajudem na prevenção de cáries na primeira infância.

Capítulo 3

3. MATERIAIS E MÉTODOS

3.1. Tipo de estudo

Trata-se de um tipo de estudo epidemiológico transversal (cross - sectional). A superioridade desse tipo de estudo consiste na obtenção de informações pontuais (num determinado momento) sobre o tamanho (magnitude) ou a prevalência de uma determinada caraterística ou evento de saúde específico na população de interesse. É esta caraterística dos estudos transversais que, neste trabalho, foi utilizada para avaliar a prevalência da cárie precoce da infância em crianças com idades compreendidas entre os 3 e os 5 anos na cidade de Tirana.

3.2. Período de estudo

A duração total do estudo foi de cerca de 3 anos. Teve início em setembro de 2011 e foi concluído no final de 2014. O processo de exame intra-oral e o registo das crianças nos jardins-de-infância selecionados durou um período de 3 meses.

3.3. Caraterísticas da população da amostra

Este estudo foi efectuado em Tirana, a capital da Albânia (Figura 3.3.1.). Cerca de 30% da população vive em Tirana.

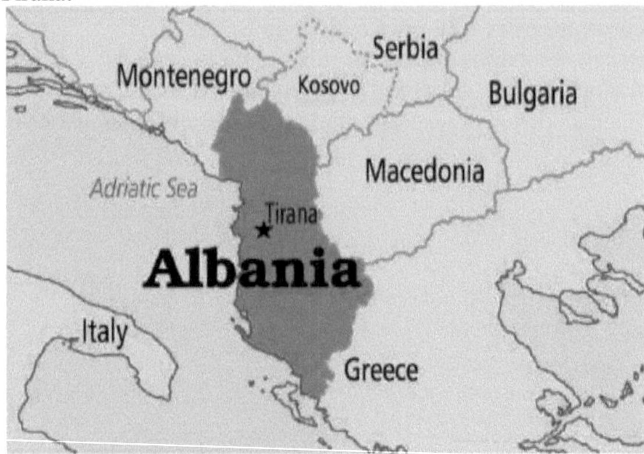

Figura 3.3.1. O mapa de Tirana (Albânia).

O estudo foi efectuado apenas em jardins-de-infância públicos. Os jardins-de-infância privados não foram incluídos neste estudo porque não existem dados exactos ou uma lista completa dos jardins-de-infância privados e do número exato de crianças inscritas. Além disso, tivemos em conta o facto de nem todos os jardins de infância estarem registados e licenciados. De qualquer modo, a generalização dos resultados deste estudo referir-se-á aos jardins-de-infância públicos da cidade de Tirana. Deste ponto de vista, a exclusão dos jardins-de-infância privados do presente estudo não constitui uma ameaça à validade do documento no seu conjunto. De acordo com a informação recebida na Direção Regional de Educação de Tirana, a cidade tem 42 jardins-de-infância públicos com 7232 crianças inscritas. Esta lista serviu de base de amostragem para o presente estudo.

Este estudo incluiu crianças de 3-5 anos porque nesta faixa etária todos os dentes decíduos já erupcionaram e é a idade apropriada para o seu estudo de acordo com os critérios da OMS (17). Neste grupo etário, podemos avaliar a propagação da cárie precoce da infância com base na classificação ECC, tal como definida em 2008 pela AAPD (14).

3.4. Seleção da amostra do estudo

De acordo com a lista fornecida pela Direção Regional de Educação de Tirana, dos 42 jardins-de-infância, foram selecionados aleatoriamente 4, utilizando o método da "probabilidade proporcional à dimensão" (probabilidade proporcional à dimensão) na nossa seleção. Os jardins de infância selecionados foram os nºs 11, 18, 31 e 35. Estes representam alguns dos melhores jardins-de-infância de Tirana.

Durante as nossas visitas preliminares a estes jardins de infância, descobrimos que o jardim de infância n.º 18 estava a "receber" o jardim de infância n.º 40 devido à reconstrução deste último. Também o Jardim de Infância n.º 22 estava a "receber" o Jardim de Infância n.º 35 pela mesma razão. Ambos os jardins de infância "convidados" foram incluídos no estudo.
As direcções dos jardins-de-infância forneceram informações sobre o número de crianças inscritas, o número de crianças que frequentam ativamente e o número de crianças que apenas frequentam diariamente. Estes dados são apresentados no Quadro 3.4.1.

Quadro 3.4.1. Número de crianças nos jardins-de-infância incluídos no estudo.

Jardim de infância não.	Endereço	Registado	Participantes activos *(aproximadamente)*	Participantes diários *(aproximadamente)*
11	"K. e Parisit"	232	220	200
18	"M. Grameno"	243	230	200
22	"K. Manastirit"	208	190	170
31	"P. Bogdani"	275	245	235
35	"convidado" para 22	169	160	150
40	"convidado" para 18	96	80	65
Total		1223	1125	1020

3.5. A dimensão da amostra neste estudo

A dimensão da amostra foi estimada pelo programa WIN - PEPI (133). De acordo com os cálculos da dimensão da amostra efectuados a priori e com base em pressupostos conservadores, a dimensão mínima da amostra para este inquérito era de 734. Os pressupostos conservadores tendem a maximizar a dimensão da amostra. Neste sentido, estimou-se um tamanho de 734 crianças como o máximo possível para atingir a finalidade e os objectivos deste estudo. No entanto, foi decidido incluir um número de 1000 crianças aumentar o poder do estudo e também foi tida em conta a taxa de recusa, a ausência de crianças nos jardins-de-infância no dia do exame e a possibilidade de exclusão de crianças que não entregaram o questionário preenchido pelos pais.
No total, o estudo incluiu 904 crianças, que estavam presentes nos respectivos jardins-de-infância no dia do exame, crianças que não recusaram o exame e que apresentaram o questionário preenchido pelos pais. Assim, a taxa de participação no estudo foi de 90,4% e a amostra final deste estudo (n = 904) foi muito maior do que o mínimo exigido (n = 734) para atingir a finalidade e os objectivos deste estudo.

3.6. Recolha de dados

A recolha das informações necessárias para este estudo foi realizada com a aprovação da Direção Regional de Educação de Tirana e dos departamentos competentes dos jardins-de-infância selecionados para este estudo. A recolha destes dados foi efectuada através de questionários estruturados preenchidos pelos pais e do exame intra-oral das crianças em cada jardim de infância.

3.6.1. Questionários utilizados no estudo

Para o efeito, foi elaborado um questionário. Foi estruturado de acordo com certos modelos utilizados em estudos semelhantes (72, 134, 135, 136 e 137). O questionário está incluído na secção do anexo no final do documento. O questionário continha perguntas sobre informações gerais, tais como o nome da criança e da mãe/tutor e o número de telefone. As perguntas eram curtas e muitas vezes exigiam apenas a resposta alternativa "sim" ou "não". As respostas deviam ser preenchidas pelos pais/tutores da criança no espaço em branco e assinalado com um X, ou por escrito, no caso de respostas explicativas. As perguntas do inquérito eram claras e fáceis de compreender e interpretar por parte dos pais e destinavam-se a recolher informações sobre alguns dados importantes, como o estatuto socioeconómico da mãe/tutor, a saúde da criança, os hábitos alimentares, a higiene oral e os cuidados de saúde oral.

Os questionários elaborados (n = 1300) foram enviados aos serviços competentes de cada jardim de infância, de acordo com o número de crianças inscritas. O número total de questionários foi superior ao número total de crianças inscritas, a fim de prever eventuais perdas ou danos durante a sua administração, distribuição ou devolução. Os questionários administrados foram distribuídos e recolhidos pelos educadores. Apesar dos inúmeros esforços e das dificuldades encontradas, a maioria dos pais (n = 978) preencheu e entregou os questionários.

3.6.2. Métodos de exame utilizados no estudo

Este estudo utilizou o exame intra-oral de todas as crianças do jardim de infância selecionadas como método de diagnóstico da cárie precoce da infância. O registo e o exame foram efectuados por dois inspectores, que foram previamente informados dos critérios de registo, rastreio e diagnóstico com base nas normas da OMS (17), e que estavam familiarizados com os métodos e meios que seriam utilizados durante o registo e o exame. A calibração dos screeners foi realizada através de uma sessão de teste que consistiu no registo e exame de um número limitado de crianças (n = 20), divididas igualmente por cada médico. Esta sessão foi efectuada no terceiro grupo do Jardim de Infância n.º 31 antes do início do processo.

O processo de registo e o exame intra-oral demoraram alguns dias em cada um dos jardins-de-infância selecionados e prolongaram-se por um período de 3 meses. O processo de exame incluiu apenas as crianças (n = 923) que estavam presentes no dia do exame e que tinham apresentado um questionário preenchido pelos pais. Inicialmente, as crianças receberam uma breve apresentação sob a forma de conversa sobre saúde oral e cuidados dentários (Figura 3.6.2.1.).

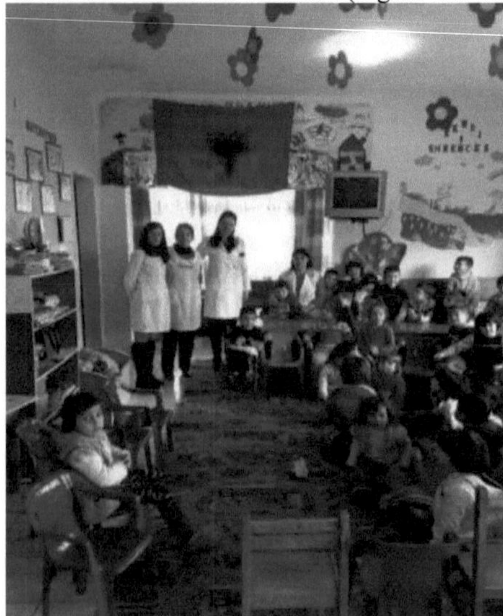

Figura 3.6.2.1. Comunicação com as crianças antes da exterminação

O procedimento de exame foi inicialmente testado em crianças que não tinham medo e que queriam ser incluídas no exame. Nestes casos, o exame foi efectuado de forma lúdica, sem usar máscara ou avental (Figura 3.6.2.2.). No entanto, em alguns casos (n = 19), as crianças recusaram-se a ser examinadas, especialmente nos grupos mais jovens, devido ao medo do procedimento.

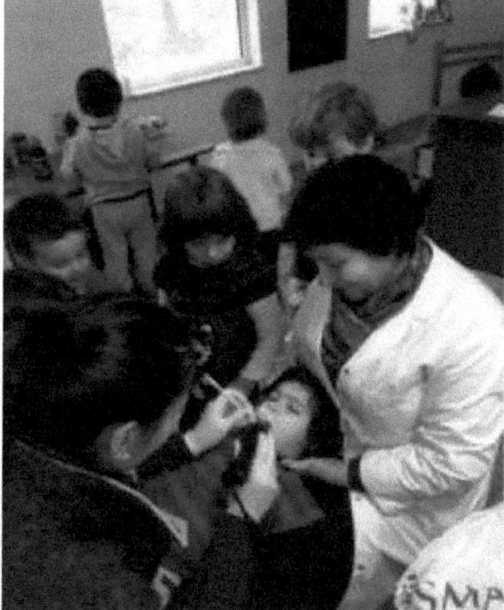

Figura 3.6.2.2. Teste do procedimento de exame em crianças.

Durante o exame, as crianças sentaram-se na cadeira em frente ao examinador, utilizando o método da posição joelho a joelho (Figura 3.6.2.3.). No caso das crianças mais novas, foi utilizado o método da posição de colo para colo, em que a criança está numa posição deitada no colo de um professor que se senta na cadeira oposta ao examinador (Figura 3.6.2.4.).

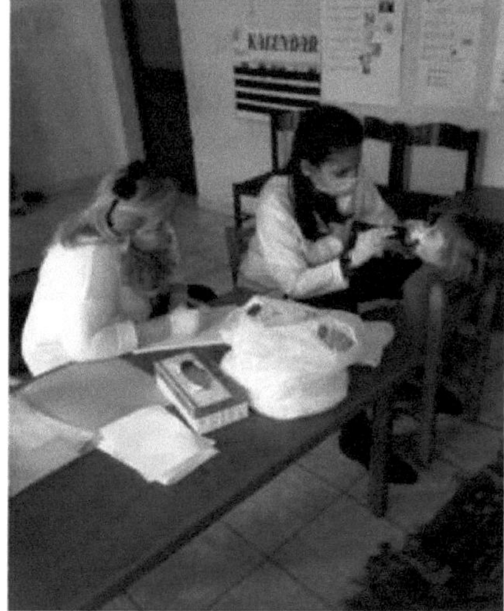

Figura 3.6.2.3. Utilizar a posição joelho-joelho.

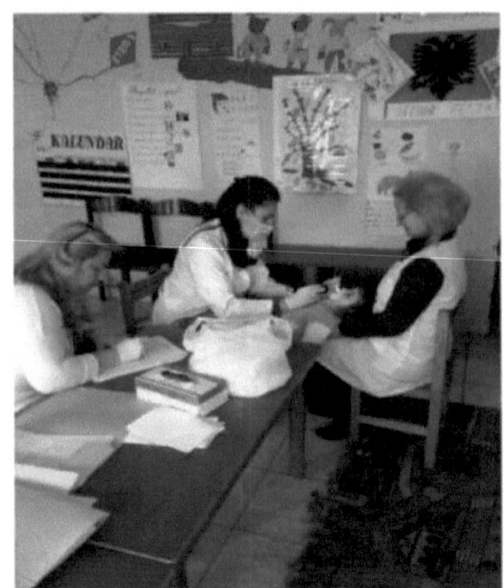

Figura 3.6.2.4. Utilizar a posição volta a volta.

Durante o exame intra-oral, os dentistas usavam máscara e luvas e utilizavam instrumentos de plástico descartáveis. Os instrumentos eram embalados num kit que continha o espelho, a sonda e a pinça (Figura 3.6.2.5.). Inicialmente, os dentes foram mantidos secos com almofadas ou rolos de algodão. Foi utilizada uma lanterna LED como fonte de luz, focando a cavidade oral. Todos os instrumentos foram colocados em cima de uma secretária (Figura 3.6.2.6.). O diagnóstico de cáries na primeira infância foi efectuado através do exame dos dentes decíduos, utilizando um espelho e uma sonda.

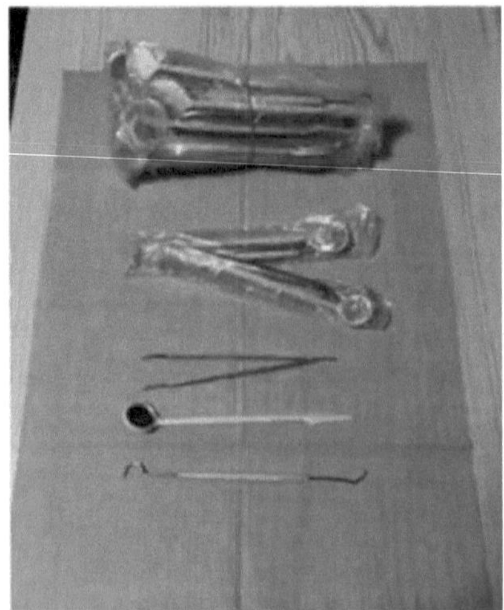

Figura 3.6.2.5. Instrumentos de plástico descartáveis (Shenzhen YouYou Co., LTD).

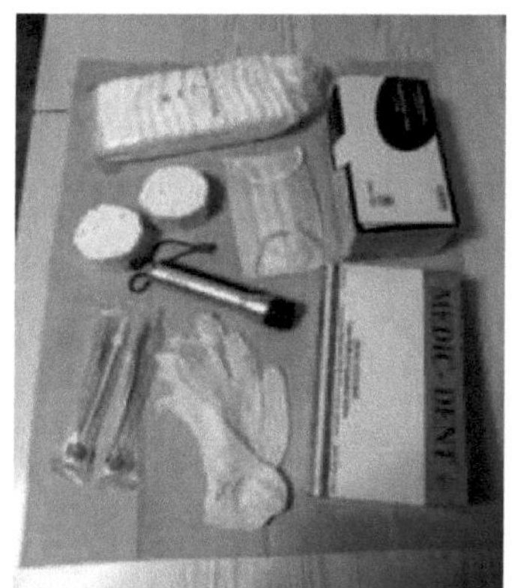

Figura 3.6.2.6. Instrumentos utilizados no exame intra-oral.

Os dados de cada criança foram registados no tipo de ficheiro previamente compilado. Esta ficha dentária é apresentada na secção de anexos no final do presente documento. Cada cartão tinha um número de série para identificar cada criança. Na parte superior do cartão estava assinalada a data, o número do jardim de infância, o nome e apelido da criança, a idade e o sexo. De acordo com os critérios da OMS, a idade é registada com base no último aniversário da criança (17). No nosso caso, as crianças que completaram 3 anos foram marcadas com o número 3, as crianças que completaram 4 anos foram marcadas com o número 4, e 5 para as crianças que completaram 5 anos, com base nos dados do recenseamento de cada criança. A segunda parte do cartão assinalava o estado dentário apresentado num esquema com caixas vazias para cada dente temporário marcado com números pelo sistema de contagem FDI. O exame incluiu apenas os dentes do sistema dentário primário e a sua condição foi assinalada com códigos de acordo com os critérios da OMS (17). O formulário ECC foi marcado para cada criança com base nos critérios de classificação estabelecidos em 2008 pela AAPD (18).

Após a conclusão do procedimento de exame, o número total de crianças (n = 904) que foram examinadas foi estimado e os dados foram registados nos ficheiros relevantes. Este foi o número final de crianças envolvidas no estudo. Os dados completos em números absolutos são apresentados no quadro 3.6.2.1.

Quadro 3.6.2.1. Dados resumidos sobre os objectos de estudo.

Número total de crianças inscritas em jardins-de-infância	1223
Número total de questionários enviados aos jardins-de-infância	1300
Número total de questionários preenchidos pelos pais	978
Número total de crianças examinadas (crianças presentes e que preencheram os questionários)	923
Número total de crianças que recusaram o exame	19
Número total de crianças registadas e examinadas (crianças incluídas no estudo)	**904**

A Figura 3.6.2.7. apresenta alguns dos casos de CEC encontrados em crianças durante o procedimento de exame.

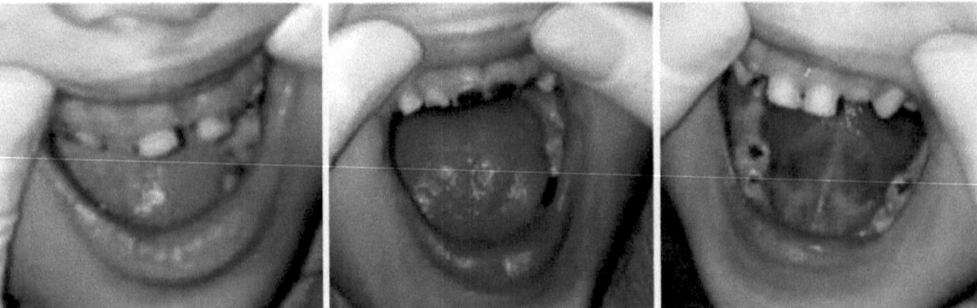

Figura 3.6.2.7. Presença de CEC nas crianças examinadas.

3.6.3. Credibilidade do exame

Para avaliar a credibilidade do exame, 5% -10% dos indivíduos do estudo, mas não menos de 25 entidades, seriam submetidos a um duplo rastreio (17). No nosso estudo, algumas das crianças (n = 96) de cada jardim de infância foram reexaminadas por um segundo examinador e os dados foram novamente registados numa outra pasta. Os dados foram recolhidos com o objetivo de ajudar a calcular o índice Kappa para comparar os valores do índice de destreza com base na interpretação de Landis e Koch (138). Estes dados são apresentados na Tabela 3.6.3.1.

Quadro 3.6.3.I. Interpretação do índice KAPPA de acordo com Landis e Koch

Valor do índice KAPPA	Interpretação
< 0	Falta de compatibilidade
0.01 - 0.20	Compatibilidade muito baixa
0.21 - 0.40	Baixa compatibilidade
0.41 - 0.60	Compatibilidade moderada
0.61 - 0.80	Elevada compatibilidade
0.81 - 1.00	Compatibilidade absoluta

3.7. Seleção das variáveis para o estudo

As variáveis que foram incluídas no estudo foram escolhidas de forma a contribuir para alcançar os objectivos do estudo para avaliar a ligação (associação) entre a doença como variável dependente e os factores de exposição à doença que são variáveis independentes (139). Neste estudo vamos analisar a relação entre a cárie precoce da infância (variável dependente) e os factores de risco, tais como factores demográficos, socioeconómicos, bem como os relacionados com a história clínica, hábitos alimentares, higiene oral e cuidados de saúde oral (variáveis independentes).

3.8. Análise estatística dos dados do estudo

A análise estatística foi efectuada no programa SPSS (Statistical Package for the Social Sciences, versão 15.0). Foi calculada a dimensão da tendência central para as variáveis numéricas (média aritmética, mediana e moda) e também a dimensão da dispersão (variância, desvio padrão e distância interquartil). Para as variáveis categóricas foram calculados os valores absolutos e as respectivas percentagens. A comparação dos valores médios entre os dois grupos foi possível através do teste "t" de Student e Mann - Whitney (uma versão não paramétrica do teste "t" de Student). A comparação de proporções (percentagens) para variáveis categóricas foi possível através do teste de Hi quadrado e do teste exato de Fisher. Para o cálculo dos valores médios dos índices foi utilizado o modelo linear geral. Foram calculados os valores médios e o respetivo intervalo de confiança a 95% para todos os indicadores. Em todos os casos, foi considerado estatisticamente significativo um valor de $p < 0,05$. Os resultados foram apresentados em valores absolutos e em percentagem e ilustrados por tabelas.

Capítulo 4

4. RESULTADOS

4.1. Avaliação da credibilidade do exame

O coeficiente de compatibilidade para além do acaso (Índice Kappa) entre os dois peritos envolvidos no estudo é apresentado na Tabela 4.1.1. Como se pode ver na tabela, este coeficiente varia entre 0699 e 0802 do índice deft. Estes resultados representam uma compatibilidade moderada a elevada, o que significa que o exame é fiável.

Quadro 4.1.1. Índice KAPPA (compatibilidade para além do acaso)

Variável	Índice KAPPA
índice deft	**0.802**
índice de pés	0.701
e índice	0.766
índice dt	0.699

4.1. A prevalência da Cárie Precoce da Infância (CPE)

A Tabela 4.2.1 apresenta a cárie precoce da infância (CPI) nas crianças envolvidas no estudo, o número absoluto, o valor médio, o desvio padrão e o valor mínimo e máximo.

Tabela 4.2.1. Cárie Precoce da Infância nos indivíduos do estudo.

Número	904
Média	2.7
Desvio padrão	0.749
Mínimo	1
Máximo	4

Através da análise dos dados recolhidos, foi possível reportar a prevalência global de cáries na primeira infância nas crianças incluídas neste estudo.

A prevalência da Cárie Precoce da Infância (CPE)
em crianças dos 3 aos 5 anos de idade em jardins-de-infância públicos de Tirana:
823/904 = 91%

A Tabela 4.1.2 apresenta em pormenor, em números absolutos e percentagens relevantes, a distribuição da cárie precoce da infância de acordo com a classificação da CCE definida em 2008 pela AAPD (18). A tabela mostra que a maioria das crianças envolvidas neste estudo (62,1%) sofre de uma forma grave de CCE.

Tabela 4.2.2. Distribuição do CEC nos indivíduos do estudo com base na classificação AADP

Variável	Número	Percentagem (%)
Formulário ECC:		

Sem ECC	81	9.0
CCE simples	184	20.4
CCE grave	561	62.1
CEC maxilar	78	8.6

4.3. índice deft

Analisando os dados recolhidos foi possível reportar valores médios 6,2, 0,07 e 0,2 respetivamente para os índices específicos dt, et e ft, e o valor médio 6,45 do índice deft. A Tabela 4.3.1. apresenta os valores médios para os índices dt, t, ft e deft, e o desvio padrão para cada índice, enquanto a Tabela 4.3.2. mostra a distribuição dos índices dt, t, ft e deft nas crianças envolvidas no estudo.

Tabela 4.3.1. Valor médio do índice dt, et, ft e deft.

	índice dt	e índice	índice de pés	índice deft
Número	904	904	904	904
Média	6.20	0.07	0.20	6.45
Desvio padrão	4.236	0.424	0.781	4.258

Tabela 4.3.2. Distribuição de dt, et, ft e índice deft nas crianças incluídas no estudo.

	Índice			
Valor	dt	et	pés	deft
0	**87 (9.5)***	**867 (95.8)**	**826 (91.4)**	**80 (8.8)**
1	26 (2.9)	23 (2.5)	32 (3.5)	24 (2.7)
2	102 (11.3)	11 (1.2)	19 (2.1)	92 (10.2)
3	36 (4.0)	2 (0.2)	11 (1.2)	37 (4.1)
4	**116 (12.8)**	-	8 (0.9)	105 (11.6)
5	47 (5.2)	-	6 (0.7)	49 (5.4)
6	95 (10.5)	-	1 (0.1)	99 (11.0)
7	46 (5.1)	-	-	38 (4.2)
8	113 (12.5)	-	**1 (0.1)**	**125 (13.6)**
9	37 (4.1)	**1 (0.1)**	-	38 (4.2)
10	73 (8.1)	-	-	78 (8.6)
11	17 (1.9)	-	-	15 (1.7)
12	52 (5.8)	-	-	62 (6.9)

13	8 (0.9)	-	-	10 (1.1)
14	24 (2.7)	-	-	28 (3.1)
15	1 (0.1)	-	-	1 (0.1)
16	8 (0.9)	-	-	7 (0.8)
17	1 (0.1)	-	-	-
18	3 (0.3)	-	-	3 (0.3)
19	-	-	-	-
20	**12 (1.3)**	-	-	**13 (1.4)**
Total	**904 (100)**	**904 (100)**	**904 (100)**	**904 (100)**

*** O valor absoluto e a percentagem (entre parênteses)**

4.4. Índice de cuidados CI

A Tabela 4.4.1. apresenta o valor do índice de IC em números absolutos e valor médio, juntamente com o desvio ou desvio padrão e também os valores mínimo e máximo. Estes dados mostram que o valor médio do Índice de Cuidados é de 3,1%, o que significa que apenas 3,1% dos dentes decíduos afectados são tratados.

Tabela 4.4.1. Valor do IC (Índice de Cuidados).

Número	904
Média	3.1
Desvio padrão	3.52

4.5. Caraterísticas demográficas dos participantes no estudo

4.5.1. A distribuição dos sujeitos por caraterísticas demográficas

A Tabela 4.5.1.1. apresenta as caraterísticas demográficas das crianças incluídas no nosso estudo. Os dados recolhidos mostram que cerca de 20% das crianças tinham 3 anos de idade, 34% tinham 4 anos e 46% tinham 5 anos. No que diz respeito à distribuição por género, podemos dizer que o equilíbrio entre a representação masculina e feminina foi quase total.

Tabela 4.5.1.1. Distribuição dos sujeitos do estudo por caraterísticas demográficas e respetivo estabelecimento de ensino pré-escolar.

Variável	Número	Percentagem
Idade: **3 anos**	178	19.7
4 anos	308	34.1
5 anos	418	46.2
Género: **Masculino**	454	50.2
Feminino	450	49.8
O jardim de infância não..: **11**	185	20.5
18	157	17.4
22	160	17.7
31	201	22.2

35	140	15.5
40	61	6.7

4.5.2. Distribuição dos CCE por caraterísticas demográficas

apresenta a distribuição da CCE nos sujeitos envolvidos no estudo por idade, que mostra uma associação estatística significativa com o aumento da idade da criança, a CCE é mais acentuada.

Tabela 4.5.2.I. Distribuição do ECC com base na idade dos sujeitos do estudo

Variável	Sem ECC	CCE simples	CCE grave	CEC maxilar	*p - valor*
3 anos	26 (32.1)	26 (14.1)	102 (18.2)	24 (30.8)*	
4 anos	40 (49.4)	67 (36.4)	175 (31.2)	26 (33.3)	p<0.001§
5 anos	15 (18.5)	91 (49.5)	284 (50.6)	28 (35.9)	

§ O valor de p de acordo com o teste de Hi quadrado.
* Números absolutos e percentagens entre parênteses.

apresenta a distribuição de CCE das crianças participantes no estudo por género, que não mostrou qualquer associação estatística, o que significa que tanto o sexo masculino como o feminino são afectados na mesma medida pela cárie da primeira infância.

Tabela 4.5.2.2. Distribuição das CCE de acordo com o género dos indivíduos do estudo.

Variável	Sem ECC	CCE simples	CCE grave	CEC maxilar	*p - valor*
Masculino	41 (50.6)	92 (50.0)	281 (50.1)	40 (51.3)*	
Feminino	40 (49.4)	92 (50.0)	280 (49.9)	38 (48.7)	p=0.997§

§ O valor de p de acordo com o teste de Hi quadrado.
* Números absolutos e percentagens entre parênteses.

1.1.3. Associação do índice deft com caraterísticas demográficas

A Tabela 4.5.3.1. apresenta a associação do índice deft com as caraterísticas demográficas das crianças envolvidas no estudo. Verifica-se que não existe uma associação estatística significativa entre o género das crianças e o índice de deft (p = 0,511), enquanto que a idade das crianças envolvidas no estudo demonstrou ter uma forte relação estatística com o índice de deft, sendo que quanto mais velhas as crianças maior era o índice de deft (p <0,001).

Tabela 4.5.3.1. Associação do índice deft com as caraterísticas demográficas, de acordo com o Modelo Linear Geral.

Variável	Valor médio	IC 95%	*p - valor*
Género:			
Masculino	6.5	6.2-6.9	p=0.511*
Feminino	6.4	6.0-6.8	
Idade:			p<0.001 (2)$
3 anos	5.2	4.6-5.8	p<0.001
4 anos	6.0	5.5-6.5	p<0.001
5 anos	7.3	6.9-7.7	referência

* O valor de p por modelo linear geral.
J O valor total de p e os graus de liberdade estão entre parênteses.

1.1.4. Associação do IC com caraterísticas demográficas

A Tabela 4.5.4.1. apresenta a relação do Índice de Cuidados com as caraterísticas demográficas das crianças envolvidas no estudo. Esta relação baseada no género dos sujeitos do estudo não teve significado estatístico (p = 0,200) com o IC. Também a idade das crianças envolvidas no estudo não teve qualquer relação com o índice IC e não teve significado estatístico (valor total de p=0,301).

Tabela 4.5.4.1. Associação do IC com as caraterísticas demográficas, de acordo com o Modelo Linear Geral.

Variável	Valor médio	IC 95%	*p - valor*
Género:			
Masculino	4.7	1.0-8.4	p=0.200*
Feminino	8.1	4.4-11.9	
Idade:			p=0.301 (2)$
3 anos	52.0	1.8-102.2	p=0.887
4 anos	17.2	6.5-40.9	p=0.467
5 anos	35.2	21.8-48.6	referência

* O valor de p por modelo linear geral.

J O valor total de p e os graus de liberdade estão entre parênteses.

4.6. Caraterísticas socioeconómicas dos participantes no estudo

4.6.1. Distribuição dos sujeitos de acordo com as caraterísticas socioeconómicas

A Tabela 4.6.1.1. mostra a distribuição dos sujeitos do estudo de acordo com as suas caraterísticas socioeconómicas. Dos dados reportados verifica-se que a maioria das crianças tinha mães com ensino superior (40,8%), seguindo-se 33% das crianças cujas mães tinham o ensino secundário, contra apenas 3% das crianças, cujas mães tinham o ensino básico e cerca de 14% das crianças tinham mães com pós-graduação.

Relativamente ao nível de rendimento das respectivas famílias das crianças que foram envolvidas no estudo, observou-se que a maioria delas, ou seja, cerca de 80% apresentavam um nível de rendimento médio, contra 11% que referiram níveis de rendimento baixos e 9,5% apresentavam níveis de rendimento mais elevados.

Quadro 4.6.1.1. Distribuição dos sujeitos com base no nível socioeconómico.

Variável	Número	Percentagem
Educação da mãe:		
Elementar	28	3.1
Ensino médio	85	9.4
Ensino secundário	298	33.0
Faculdade	369	40.8
Pós-graduação	124	13.7
Nível de rendimento:		
Baixa	102	11.3
Média	716	79.2
Elevado	86	9.5

4.6.2. Distribuição dos CCE por caraterísticas socioeconómicas

A Tabela 4.6.2.1. apresenta a distribuição do CCE por nível de escolaridade das mães das crianças envolvidas no estudo, onde se observou que a severidade da cárie precoce da infância é menor nas crianças cujas mães possuem maior nível de escolaridade (p<0,001).

Tabela 4.6.2.1. Distribuição do ECC por escolaridade da mãe nos indivíduos do estudo.

Variável	Sem ECC	CCE simples	CCE grave	CEC maxilar	*p - valor*
Elementar	0 (0.0)	1 (0.7)	4 (1.0)	1 (0.9)*	

Ensino médio	0 (0.0)	1 (0.7)	21 (5.1)	0 (0.0)	
Ensino secundário	7 (11.9)	27 (18.4)	158 (38.1)	26 (46.6)	
Faculdade	40 (67.8)	90 (61.2)	171 (41.2)	26 (46.6)	p<0.001§
Pós-graduação	12 (20.3)	28 (19.0)	61 (14.7)	3 (5.4)	

§ O valor de p de acordo com o teste de Hi quadrado.
* Números absolutos e percentagens entre parênteses.

A Tabela 4.6.2.2. relata que quanto maior o nível de renda das famílias das crianças envolvidas no estudo, menor o nível de CCE e sua gravidade (p <0,001).

Tabela 4.6.2.2. Distribuição das CCE com base no nível de rendimento dos participantes no estudo.

Variável	Sem ECC	CCE simples	CCE grave	CEC maxilar	*p - valor*
Elementar	3 (5.2)	8 (5.5)	73 (17.9)	3 (5.4)*	
Ensino secundário	42 (72.4)	121 (82.9)	308 (75.7)	48 (85.7)	p<0.001§
Faculdade	13 (22.4)	17 (11.6)	26 (6.4)	5 (8.9)	

§ O valor de p de acordo com o teste de Hi quadrado.
* Números absolutos e percentagens entre parênteses.

4.6.3. Associação do índice deft com caraterísticas socioeconómicas

A Tabela 4.6.3.1. representa a associação do índice deft com as caraterísticas socioeconómicas nas famílias das crianças envolvidas no estudo. Observou-se que o nível de escolaridade da mãe e o nível de renda familiar apresentaram correlação estatisticamente significativa com o índice deft (p<0,001).

Tabela 4.6.3.1. Associação do índice deft com as caraterísticas socioeconómicas, de acordo com o Modelo Linear Geral.

Variável	Valor médio	IC 95%	*p - valor*
Educação da mãe:			p<0.001 (4) $
Elementar	6.3	3.0-9.7	p=0.742*
Ensino médio	9.6	7.9-11.3	p<0.001
Ensino secundário	7.9	7.2-8.4	p<0.001
Faculdade	5.9	5.1-6.0	p=0.727
Pós-graduação	5.8	4.9-6.6	referência
Nível de rendimento:			p<0.001 (2)
Baixa	9.3	8.5-10.2	p<0.001
Médio	6.2	5.9-6.6	p<0.001
Elevado	4.3	3.3-5.4	referência

* O valor de p por modelo linear geral.
J O valor total de p e os graus de liberdade estão entre parênteses.

4.6.4. Associação do Índice de Cuidados com as caraterísticas socioeconómicas

A Tabela 4.6.4.1. apresenta a associação do IC com as caraterísticas socioeconómicas nas crianças participantes no estudo. A escolaridade materna mostra-se com uma associação estatisticamente significativa no valor global do IC, nas crianças envolvidas no estudo. Focando o nível de rendimento das famílias das crianças participantes no estudo e a correlação do IC, este demonstrou ter significância estatística (p = 0,018).

Tabela 4.6.4.1. Associação do IC com as caraterísticas socioeconómicas, de acordo com o Modelo Linear Geral.

Variável	Valor médio	IC 95%	*p - valor*
Educação da mãe:			p=0,011 (4)J
Elementar	2.4	30.8-35.6	p=0.617*
Ensino médio	17.1	10.2-34.5	p=0.541
Ensino secundário	6.7	1.1-12.2	p=0.385
Faculdade	4.5	1.3-9.4	p=0.188
Pós-graduação	11.1	2.6-19.6	referência
Nível de rendimento:			p=0.018 (2)
Baixa	1.0	8.1-9.9	p=0.076
Médio	6.9	3.2-10.7	p=0.242
Elevado	14.4	2.4-26.6	referência

* O valor de p por modelo linear geral.

J O valor total de p e os graus de liberdade encontram-se entre parênteses.

4.7. Caraterísticas de saúde dos participantes no estudo

4.7.1. Distribuição dos indivíduos por caraterísticas de saúde

A Tabela 4.7.1.1. apresenta a distribuição dos sujeitos do estudo de acordo com as caraterísticas da situação geral de saúde das crianças envolvidas no estudo. No que diz respeito à distribuição dos sujeitos por doenças crónicas, verificou-se que apenas 3,4% sofriam de algum tipo de doença crónica, contra 97% que não tinham problemas de saúde associados a doenças crónicas. Cerca de 2,5% das crianças que participaram no estudo receberam tratamento contínuo e quase 53% das crianças receberam suplementos de vitaminas e minerais regularmente. Com base no peso à nascença das crianças que participaram no estudo, a nossa investigação mostrou que apenas 6% de todas as crianças envolvidas neste estudo nasceram com um peso inferior a 2500 gramas, em comparação com 97% das que, à nascença, tinham um peso superior ou igual a 2500 gramas.

Tabela 4.7.1.1. Distribuição dos indivíduos do estudo por caraterísticas de saúde.

Variável	Número	Percentagem
Doença crónica: **Sim**	31	3.4
Não	873	96.6
Tratamento regular: **Sim**	22	2.4
Não	882	97.6
Suplementos vitamínicos e minerais: **Sim**	475	52.5
Não	429	47.5
Peso da criança à nascença: **<2500 gr.**	55	6.1
>2500 gr.	849	93.9

4.7.2. Distribuição do CCE de acordo com as caraterísticas de saúde

A Tabela 4.7.2.1. apresenta a distribuição das Cáries Infantis com base na presença de doenças crónicas nas crianças participantes no estudo. Com base na análise dos dados, foi possível concluir que não existe uma correlação estatística significativa entre as doenças crónicas (associação) e a cárie precoce da infância.

Tabela 4.7.2.1. Distribuição das CCE por doença crónica nos indivíduos do estudo.

Variável	Sem ECC	Com ECC	*p - valor*
Doença crónica: Sim	0 (0)*	31 (5.0)	p=0.078§
Doença crónica: Não	59(100.0)	585 (95.0)	

§ O valor de p de acordo com o teste de Hi quadrado.
* Números absolutos e percentagens entre parênteses.

O tratamento regular recebido pelas crianças que participaram no estudo não mostrou qualquer associação estatisticamente significativa com a CCE.

Tabela 4.7.2.2. Distribuição das CCE com base no tratamento regular recebido pelos indivíduos do estudo.

Variável	Sem ECC	Com ECC	*p - valor*
Tratamento regular: Sim	0 (0)*	22 (3.6)	p=0.140§
Tratamento regular: Não	59(100.0)	593 (96.4)	

§ O valor de p de acordo com o teste de Hi quadrado.
* Números absolutos e percentagens entre parênteses.

relata que os casos graves de CEC são mais acentuados em crianças que não tomaram suplementos vitamínicos e minerais. Neste caso, verificou-se uma associação estatisticamente significativa (p <0,001).

Tabela 4.7.2.3. Distribuição do ECC pela ingestão de suplementos, vitaminas e minerais entre os sujeitos do estudo.

Variável	Sem ECC	CCE simples	CCE grave	CEC maxilar	*p - valor*
Suplementos: sim	36 (12.5)*	75 (26.1)	147 (51.2)	29 (10.1)*	
Suplementos: não	20 (6.3)	58 (18.2)	216 (67.9)	24 (7.5)	p<0.001§

§ O valor de p de acordo com o teste de Hi quadrado.
* Números absolutos e percentagens entre parênteses.

apresenta a distribuição do ECC de acordo com o peso da criança ao nascer, que como os resultados mostraram não teve correlação estatisticamente significativa (p = 0,184).

Tabela 4.7.2.4. Distribuição do ECC por peso à nascença entre os indivíduos do estudo

Variável	Sem ECC	CCE simples	CCE grave	CEC maxilar	*p - valor*
<2500 gr	2 (3.4)	4 (2.7)	30 (7.2)	4 (7.1)*	
>2500 gr	57 (96.6)	143 (97.3)	384 (92.8)	52 (92.9)	p=0.184§

§ O valor de p de acordo com o teste de Hi quadrado.
* Números absolutos e percentagens entre parênteses.

4.7.3. Associação do índice deft com caraterísticas de saúde

De acordo com os dados relatados pelo estudo, parece haver uma associação estatisticamente significativa entre o índice deft e as doenças crónicas presentes nas crianças que participaram no estudo, bem como com o tratamento regular que receberam (Tabela 4.7.3.1).

Tabela 4.7.3.1. A associação do índice deft com doenças crónicas e tratamento regular, com base no Modelo Linear Geral.

Variável	Valor médio	IC 95%	*p - valor*
Doença crónica:			
Sim	7.6	6.2-9.1	p<0.001*
Não	6.4	6.1-6.8	
Tratamento regular:			
Sim	6.4	6.0-6.7	p<0.001
Não	3.1	1.3-4.9	

* O valor de p por modelo linear geral.

Na Tabela 4.7.3.2. observámos que o índice deft tem uma associação positiva e estatisticamente significativa com a ingestão de suplementos adicionais pelas crianças do estudo, mas esta associação foi consideravelmente enfraquecida no caso da administração de vitaminas durante um período de tempo periódico.

Tabela 4.7.3.2. A associação do índice deft com a ingestão de vitaminas e suplementos, com base no Modelo Linear Geral.

Variável		Valor médio	IC 95%	*p - valor*
Suplementos:	**Sim**	5.5	4.9-5.9	p<0.001*
	Não	7.2	6.7-7.6	
Vitaminas:	**Sim**	6.3	5.8-6.8	p=0.145
	Não	6.0	2.1-14.1	

* O valor de p por modelo linear geral.

A Tabela 4.7.3.3. representa a associação do índice deft com o peso de nascimento da criança. Não foi registada uma correlação estatisticamente significativa entre eles (p = 0,555), embora o valor médio do índice deft seja mais elevado em crianças com peso à nascença <2500 g.

Tabela 4.7.3.3. Associação do índice deft com o peso da criança ao nascer.

Variável	Valor médio	IC 95%	*p - valor*
Peso da criança à nascença:			
<2500 gr.	6.9	5.5-8.2	p=0.555*
>2500 gr.	6.5	6.1-6.8	

* O valor de p por modelo linear geral.

4.7.4. Associação do Care Index às caraterísticas de saúde

Os dados do inquérito revelaram uma associação estatisticamente significativa entre a presença de doenças crónicas e o seu tratamento regular e o Índice de Cuidados (Quadro 4.7.4.1).

Tabela 4.7.4.1. Associação do IC com as doenças crónicas e o seu tratamento regular, com base no Modelo Linear Geral.

Variável	Valor médio	IC 95%	*p - valor*
Doença crónica:			
Sim	11.9	2.8-26.5	
Não	6.3	2.9-9.7	p<0.001*
Tratamento regular:			
Sim	5.1	12.3-22.4	
Não	6.7	3.3-10.1	p<0.001

* O valor de p por modelo linear geral.

A Tabela 4.7.4.2. apresenta a relação entre o Índice de Cuidados com o peso ao nascer e a ingestão de vitaminas e suplementos minerais nas crianças participantes do estudo. Ao analisarmos a associação entre o IC e o peso da criança ao nascer, encontrámos uma associação estatisticamente significativa (p = 0,001), tal como aconteceu com a ingestão de suplementos vitamínicos e minerais que também apresentou uma associação estatisticamente significativa (p = 0,056).

Tabela 4.7.4.2. A associação do IC com o peso à nascença da criança e a ingestão de suplementos, com base no Modelo Linear Geral.

Variável	Valor médio	IC 95%	*p - valor*
Peso da criança à nascença:			p=0.001*
<2500 gr.	23.1	9.9-36.2	p=0.011
>2500 gr.	5.6	2.2-8.9	referência
Vitaminas e minerais suplementos:			p=0.056
Sim	9.8	4.3-15.2	p=0.190
Não	4.9	0.1-9.8	referência

* O valor de p por modelo linear geral.

4.8. Caraterísticas dos hábitos alimentares e do consumo de açúcares dos participantes no estudo

4.8.1. Distribuição do ECC por hábitos alimentares e utilização de açúcar

A Tabela 4.8.1.1 relata a distribuição do ECC por hábitos alimentares das crianças participantes do estudo, onde observámos uma tendência crescente do ECC como resultado do aumento do consumo de alimentos artificiais e dos combinados (p <0,001).

Tabela 4.8.1.1. Distribuição do ECC de acordo com os hábitos nutricionais dos indivíduos do estudo.

Variável	Sem ECC	CCE simples	CCE grave	CEC maxilar	*p - valor*
Aleitamento materno exclusivo	39 (11.3)	93 (26.9)	187 (54.0)	27 (7.8)*	p<0.001§
Artificial	8 (6.6)	22 (18.0)	77 (63.1)	15 (12.3)	
Combinação	11 (5.5)	33 (16.4)	143 (71.1)	14 (7.0)	

§ O valor de p de acordo com o teste de Hi quadrado.

* Números absolutos e percentagens entre parênteses por coluna.

apresenta a distribuição do CCE segundo o tempo em que as crianças que participaram do estudo pararam de mamar, e os resultados mostraram que a cárie precoce da infância e sua severidade foi mais pronunciada em crianças que pararam de mamar após um ano (p = 0,006).

Tabela 4.8.1.2. Distribuição do ECC nos indivíduos do estudo que deixaram de amamentar após um ano.

Variável	CCE simples	CCE grave	CEC maxilar	*p - valor*
Deixou de amamentar ao fim de 1 ano: sim	103 (76.3)	237 (63.4)	42 (77.8)*	

Deixou de amamentar após 1 ano: não	32 (23.7)	137 (36.6)	12 (22.2)	p=0.006§

§ O valor de p de acordo com o teste de Hi quadrado.
* Números absolutos e percentagens entre parênteses.

apresenta a distribuição do ECC nas crianças participantes do estudo, que usavam mamadeira à noite, demonstrando uma correlação estatisticamente significativa (p <0,001).

Tabela 4.8.1.3. Distribuição das CCE nos indivíduos do estudo com base na utilização do biberão durante a noite.

Variável	Sem ECC	Simples CCE	Grave CCE	CEC maxilar	*p - valor*
Chupeta à noite: sim	10 (4.5)	24 (10.7)	171 (76.3)	19 (8.5)*	
Chupeta à noite: não	45 (11.3)	107 (26.9)	213 (53.5)	33 (8.3)	p<0.001§

§ O valor de p de acordo com o teste de Hi quadrado.
* Números absolutos e percentagens entre parênteses.

A Tabela 4.8.1.4. apresenta a distribuição das CCE com base no conteúdo de sumo de fruta na garrafa e, após a análise dos dados através do teste Hi Square, mostrou uma ligação (associação) estatisticamente significativa (p <0,001) com uma tendência crescente de CCE mais graves entre as crianças que consumiram sumo de fruta, em comparação com as crianças que não consumiram.

Tabela 4.8.1.4. Distribuição da CCE nos indivíduos do estudo, com base no conteúdo de sumo de fruta na garrafa utilizada durante a noite.

Variável	Sem ECC	CCE simples	CCE grave	CEC maxilar	*p - valor*
Sumo de fruta: sim	8 (3.3)	42 (17.1)	175 (71.4)	20 (8.2)*	
Sumo de fruta: não	73 (11.1)	142 (21.5)	386 (58.6)	58 (8.8)	p<0.001§

§ O valor de p de acordo com o teste de Hi quadrado.
* Números absolutos e percentagens entre parênteses por linhas.

A Tabela 4.8.1.5 descreve a distribuição da CCE com base no conteúdo de chá doce na garrafa e mostra que a CCE grave tem uma tendência crescente entre as crianças que consumiram chá adoçado, em comparação com as crianças que não o fizeram.

Tabela 4.8.1.5. Distribuição da CCE nos indivíduos do estudo, com base no conteúdo de chá adoçado na garrafa utilizada durante a noite.

Variável	Sem ECC	CCE simples	CCE grave	CEC maxilar	*p - valor*
Chá: sim	5 (3.8)	24 (18.3)	92 (70.2)	10 (7.6)*	

Chá: não	76 (9.8)	160 (20.7)	469 (60.7)	68 (8.8)	p=0.084§

§ O valor de p de acordo com o teste de Hi quadrado.
* Números absolutos e percentagens entre parênteses.

A Tabela 4.8.1.6. descreve a distribuição de CCE em crianças que consomem chupa-chupas, e após a conclusão do processamento dos dados mostrou uma associação estatisticamente significativa (p<0,001) com uma tendência crescente de casos graves de CCE entre as crianças que consomem chupa-chupas, em comparação com as crianças que não consomem.

Tabela 4.8.1.6. Distribuição das CCE nos indivíduos do estudo, com base no consumo de chupa-chupas.

Variável	Sem ECC	CCE simples	CCE grave	CEC maxilar	*p - valor*
Pirulito: sim	7 (12.8) *	44 (17.4)	186 (73.5)	16 (6.3)*	
Chupa-chupa: não	52 (12.6)	99 (23.9)	225 (54.3)	38 (9.2)	p<0.001§

§ O valor de p de acordo com o teste de Hi quadrado.
* Números absolutos e percentagens entre parênteses.

A Tabela 4.8.1.7. apresenta a idade média em que as crianças envolvidas no estudo começaram a beber de um copo, que se revelou ser de cerca de 17 meses ou 1,5 anos. Além disso, a idade média em que as crianças começaram a consumir alimentos sólidos é aproximadamente a mesma que a idade em que começaram a beber de um copo, cerca de 17,1 meses.

Tabela 4.8.1.7. Idade média em que as crianças começaram a beber de um copo e a consumir alimentos sólidos.

Variável	Beber de um copo	Alimentos sólidos
Idade (mês): ***Média DP***	16.9 ± 8.9	17.1 ± 7.8

A Tabela 4.8.1.8. apresenta a associação do ECC com a idade em que as crianças começaram a beber de um copo e os resultados do estudo mostram uma correlação estatisticamente significativa (p = 0,008), demonstrando que as crianças com ECC têm uma idade média mais elevada.

Tabela 4.8.1.8. A associação do ECC com a idade média em que as crianças começaram a beber de um copo, com base no Modelo Linear Geral.

Variável	Idade média	IC 95%	*p - valor*
CCE: **não**	13.9	11.7-16.3	p=0.008*
sim	17.3	16.5-17.9	

* O valor de p por modelo linear geral.

Com base na associação da CEC com a idade média em que as crianças começaram a consumir alimentos sólidos (Tabela 4.8.1.9.), os resultados mostraram que as crianças com CEC e as que não apresentavam sinais de CEC tinham aproximadamente a mesma idade (17 e 16,5 meses, respetivamente), uma correlação sem significado estatístico (p = 0,580).

Tabela 4.8.1.9. Associação do ECC com a idade média em que as crianças iniciaram o consumo de alimentos sólidos, com base no Modelo Linear Geral.

Variável	Idade média	IC 95%	*p - valor*
CCE: **não**	16.5	14.4-18.5	p=0.580*
sim	17.1	16.4-17.7	

* O valor de p por modelo linear geral.

4.8.2. Associação do índice deft com os hábitos alimentares e o consumo de açúcares apresenta a associação entre o índice deft e os hábitos alimentares da criança, onde foi registada significância estatística.

Tabela 4.8.2.1. Associação do índice deft com os hábitos alimentares.

Variável	Valor médio	IC 95%	*p - valor*
Hábitos alimentares:			
Aleitamento materno exclusivo	5.9	5.5-6.4	
Leite de fórmula	6.9	6.1-7.7	p<0.001*
Combinação	7.1	6.5-7.7	

* O valor de p por modelo linear geral.

apresenta uma correlação estatisticamente significativa entre o índice deft e a duração do aleitamento materno após 1 ano de idade (p <0,001).

Tabela 4.8.2.2. Associação do índice deft com a duração do aleitamento materno.

Variável	Valor médio	IC 95%	*p - valor*
Amamentação após 1 ano de idade:			
sim	5.9	5.6-6.4	p<0.001*
não	7.3	6.7-7.9	

* O valor de p por modelo linear geral.

A Tabela 4.8.2.3. apresenta a relação do índice deft com o uso de biberão durante a noite e o seu conteúdo. Os dados mostram que existe uma associação estatisticamente significativa entre o índice deft e o uso do biberão durante a noite (p <0,001). Ao focar o conteúdo do biberão, os resultados mostraram que o conteúdo do biberão com fórmula láctea estava no limite da significância estatística com o índice deft (p = 0,083), enquanto esta ligação resultou muito significativa no que diz respeito ao conteúdo de sumo de fruta na alimentação por biberão (p <0,001).

Tabela 4.8.2.3. Associação do índice deft com o uso do biberão durante a noite e o seu conteúdo.

Variável	Valor médio	IC 95%	*p - valor*
Biberão à noite:			
sim	7.9	7.3-8.4	p<0.001*
não	5.8	5.3-6.1	
Conteúdo do frasco (leite em pó):			
sim	6.8	6.3-7.3	p=0.083
não	6.3	5.9-6.6	
Conteúdo do frasco (sumo de fruta): **sim**	7.5	6.9-8.0	p<0.001
não	6.1	5.7-6.3	

* O valor de p por modelo linear geral.

A Tabela 4.8.2.4. apresenta a associação do índice deft com o uso de açúcar adicionado, no biberão, consumo de produtos açucarados e chupa-chupas pelas crianças envolvidas no estudo. Os dados mostraram que o uso de açúcar na dieta das crianças tem uma associação estatisticamente significativa (p<0,001) com o índice deft, assim como foi relatado para o consumo de produtos açucarados e pirulitos, observando-se que o uso de todos esses produtos alimentícios esteve intimamente relacionado com o surgimento da cárie precoce da infância em crianças de 3, 4 e 5 anos de idade.

Tabela 4.8.2.4. Associação do índice deft com o uso de açúcar adicionado em garrafa, consumo de produtos açucarados e pirulitos, com base no Modelo Linear Geral.

Variável	Valor médio	IC 95%	*p - valor*
Açúcar adicionado na garrafa:			
sim	9.6	8.9-10.4	p<0.001*
não	5.8	5.4-6.1	
Produtos açucarados:			
sim	8.1	7.6-8.7	p<0.001
não	5.5	5.1-5.9	
Chupa-chupa:			
sim	7.9	7.3-8.4	p<0.001
não	5.6	5.2-6.0	

* O valor de p por modelo linear geral.

A Tabela 4.8.2.5 apresenta a correlação do índice deft com o uso da chupeta calmante e da chupeta com revestimento de mel. Os dados mostraram que houve uma associação estatisticamente significativa entre o uso da chupeta calmante e o índice deft (p = 0,015). Também houve uma associação estatisticamente significativa (p <0,001) entre o índice deft e o uso de chupeta revestida com açúcar/mel, evidenciando assim os efeitos negativos do açúcar no surgimento de problemas dentários em crianças em idade pré-escolar.

Tabela 4.8.2.5. A associação do índice de deft com o uso de chupeta calmante e chupeta revestida com açúcar/mel, com base no Modelo Linear Geral.

Variável	Valor médio	IC 95%	*p - valor*
Chupeta calmante:			p=0.015

sim	7.0	6.5-7.6	
não	6.1	5.7-6.6	
Chupeta coberta de açúcar/mel:			
sim	9.7	8.8-10.5	p<0.001*
não	5.7	5.4-6.1	

* O valor de p por modelo linear geral.

A Tabela 4.8.2.6. apresenta a associação entre o índice deft e a idade média de início do uso de alimentos sólidos, onde foi registada significância estatística. Esta significância estatística também foi observada em relação à idade em que a criança começa a beber de um copo.

Tabela 4.8.2.6. A associação entre os índices de deft com a idade em que a criança começa a comer alimentos sólidos e a idade em que começa a beber de um copo, com base no Modelo Linear Geral.

Variável	Valor médio	IC 95%	*p - valor*
Idade em que a criança começa a comer alimentos sólidos (meses)	17.02±7.8	5.5-7.1	p<0.001*
Idade em que a criança começa a beber do copo (meses)	16.9 ± 8.9	4.2-5.61	p<0.001

* O valor de p por modelo linear geral.

4.9. Caraterísticas da higiene oral nos indivíduos do estudo

4.9.1. Distribuição de CCE com base nas caraterísticas da higiene oral

apresenta a distribuição das CCE segundo a rotina de escovação diária dos dentes, que mostra uma associação estatisticamente significativa (p <0,001) com uma tendência crescente de CCE grave entre as crianças que não escovam os dentes diariamente.

Tabela 4.9.1.1. Distribuição das CCE nos indivíduos do estudo com base na sua rotina diária de escovagem dos dentes.

Variável	Sem ECC	CCE simples	CCE grave	CEC maxilar	*p - valor*
Escova os dentes todos os dias: sim	49 (10.7)	110 (24.0)	259 (56.4)	41 (8.9)*	
Escova os dentes todos os dias: não	9 (4.2)	35 (16.3)	156 (72.6)	15 (7.0)	p<0.001§

§ O valor de p de acordo com o teste de Hi quadrado.

* Números absolutos e percentagens entre parênteses.

relata a distribuição das CCE segundo a frequência de escovagem dos dentes, e mostra uma associação estatisticamente significativa (p = 0,005) com uma tendência crescente de CCE grave entre as crianças que escovam os dentes apenas uma vez por dia, comparando estes dados com os das crianças que escovam os dentes duas vezes por dia.

Tabela 4.9.1.2. Distribuição do ECC nos indivíduos do estudo com base na frequência da sua escovagem.

Variável	Sem ECC	CCE simples	CCE grave	CEC maxilar	*p - valor*
Uma vez por dia	27 (5.9)	104 (22.7)	291 (63.5)	36 (7.9)*	p=0.005§
Duas vezes por dia	30 (15.3)	42 (21.4)	107 (54.6)	17 (8.7)	

§ O valor de p de acordo com o teste de Hi quadrado.
* Números absolutos e percentagens entre parênteses.

A Tabela 4.9.1.3. mostra a distribuição de CCE com base na rotina de escovagem dos dentes antes de deitar pelas crianças envolvidas no estudo e parece haver uma associação estatisticamente significativa (p<0,001) com uma tendência crescente de CCE grave entre as crianças que não escovam os dentes antes de deitar, em comparação com as crianças que escovam regularmente os dentes antes de deitar.

Tabela 4.9.1.3. Distribuição das CCE nos indivíduos do estudo com base na sua rotina de escovagem antes de deitar.

Variável	Sem ECC	CCE simples	CCE grave	CEC maxilar	*p - valor*
Escova os dentes antes de dormir: sim	51 (11.5)	101 (22.8)	253 (57.1)	38 (8.6)*	p<0.001§
Escova os dentes antes de dormir: não	8 (3.5)	43 (19.0)	159 (70.4)	16 (7.1)	

§ O valor de p de acordo com o teste de Hi quadrado.
* Números absolutos e percentagens entre parênteses.

4.9.2. Associação do índice de deft com caraterísticas de higiene oral

A Tabela 4.9.2.1. apresenta a idade média em que as crianças envolvidas no estudo começaram a escovar os dentes pela primeira vez, que foi de cerca de 29 meses ou 2,4 anos. Esta tabela mostra também a relação do índice de deft com a idade em que as crianças começaram a escovar os dentes, que, como mostram os dados, é estatisticamente significativa (p = 0,003), respetivamente, demonstrando claramente que quanto mais tarde se inicia a rotina de escovagem dos dentes, mais problemas dentários estarão presentes nas crianças. Também a frequência de escovagem dos dentes e a rotina de escovagem ao deitar resultaram numa correlação estatisticamente significativa com o índice deft (p <0,001).

Tabela 4.9.2.1. A associação entre os índices de deft e a idade em que a criança começa a escovar os dentes e a frequência de escovagem dos dentes, com base no Modelo Linear Geral.

Variável	Valor médio	IC 95%	*p - valor*
Idade em que a criança começa a escovar os dentes (meses)	29.02±10.3	0.01-0.08	p=0.003*

Escova os dentes todos os dias: **sim não**	5.9 7.7	5.5-6.3 7.1-8.2	p<0.001
Quantas vezes escova os dentes: **Uma vez por dia Duas vezes por dia**	6.7 5.8	6.3-7.1 5.2-6.4	p<0.001
Escova os dentes antes de dormir: **sim não**	5.9 7.7	5.4-6.2 7.1-8.2	p<0.001

* O valor de p por modelo linear geral.

A Tabela 4.9.2.2. apresenta a associação do índice deft ao escovar os dentes deft assistido por um dos pais, que no valor total estimado do modelo linear geral resultou estatisticamente significativo.

Tabela 4.9.2.2. A associação do índice de deft com a pessoa que escova os dentes da criança, com base no Modelo Linear Geral.

Variável	Valor médio	IC 95%	*p - valor*
Quem escova os dentes da criança:			
	7.4	6.9-7.9	p<0,001(2) $ p=0,003*
A própria criança O pai A criança e o pai	5.3	4.6-5.9	p=0.036
	6.2	5.6-6.8	referência

1 O valor de p por modelo linear geral.

J O valor total de p e os graus de liberdade estão entre parênteses.

Caraterísticas dos cuidados orais dos participantes no estudo

4.10.1. Distribuição de CCE com base nas caraterísticas dos cuidados orais

A Tabela 4.10.1.1. apresenta a idade média em que as crianças envolvidas no estudo completaram a sua primeira visita ao dentista, idade que é relatada como sendo relativamente elevada, cerca de 42 meses ou quase 3,5 anos.

Tabela 4.10.1.1. Idade média em que as crianças fizeram a sua primeira visita ao dentista.

Variável	Primeira visita ao dentista
Idade (meses): ***Média DP***	41.6 ± 13.2

A Tabela 4.10.1.2. apresenta a correlação entre a idade média da primeira visita da criança ao dentista e a cárie precoce da infância. Os resultados mostram que as crianças com casos de CCE apresentaram maior média de idade para a primeira visita ao dentista (42,2 meses ou 3,5 anos) do que as crianças sem quaisquer sinais de CCE (36 meses a 3 anos), uma correlação com significância estatística (p = 0,025).

Tabela 4.10.1.2. A associação do ECC com a idade média da primeira visita da criança ao dentista, com base no Modelo Linear Geral.

Variável	Idade média	IC 95%	*p - valor*
CCE:			
não	36.0	30.8-41.1	p=0.025*
sim	42.2	40.6-43.7	

*Valor de p de acordo com o modelo linear geral

apresenta os dentes selados nas crianças envolvidas no estudo, o número absoluto, a média e o desvio padrão, e o valor mínimo e máximo.

Tabela 4.10.1.3. Dentes selados nos indivíduos do estudo.

Número	904
Média	0.09
Desvio padrão	0.593
Mínimo	0
Máximo	6

apresenta em pormenor a distribuição dos dentes selados das crianças em números absolutos e respectivas percentagens.

Tabela 4.10.1.4. Distribuição dos dentes selados nos indivíduos do estudo.

Variável	Número	Percentagem
Dentes selados:		
Sem dentes selados	876	96.9
1 dentes selados	6	0.7
2 dentes selados	4	0.4
3 dentes selados	9	1.0
4 dentes selados	4	0.4
5 dentes selados	2	0.2
6 dentes selados	3	0.3

A Tabela 4.10.1.5. reflecte a distribuição do CCE por colocação de selantes por um dentista, nas crianças participantes no estudo, o que mostra claramente que não existe uma associação estatisticamente significativa (p = 0,115) entre o CCE grave e a colocação de selantes pelo dentista, embora o número de crianças com CCE (em números absolutos e percentagem), que não tiveram quaisquer selantes colocados, seja maior do que o número de crianças com CCE que tiveram os seus dentes revestidos com selantes.

Tabela 4.10.1.5. Distribuição das CCE nos indivíduos do estudo com base na colocação do selante.

Variável	Sem ECC	CCE simples	CCE grave	CEC maxilar	*p - valor*
Selante: sim	4 (12.1)*	12 (36.4)	16 (48.5)	1 (3.0)	
Selante: não	54 (8.7)	130 (20.9)	383 (61.7)	54 (8.7)	p=0.115§

§ O valor de p de acordo com o teste de Hi quadrado.

* Números absolutos e percentagens entre parênteses.

A Tabela 4.10.1.6. mostra a distribuição das CCE por fluoretação dos dentes das crianças envolvidas no estudo e que apresenta uma associação estatisticamente significativa (p = 0,010) com a tendência de aumento das CCE graves entre as crianças que não realizam fluoretação dos dentes, em comparação com as crianças que tiveram sua fluoretação feita por um dentista.

Tabela 4.10.1.6. Distribuição das CCE nos indivíduos do estudo com base no processo de fluoretação.

Variável	Sem ECC	CCE simples	CCE grave	CEC maxilar	*p - valor*
Fluoretação: sim	11 (15.9)	22 (31.9)	33 (47.8)	3 (4.3)*	
Fluoretação: não	46 (8.0)	121 (21.0)	357 (61.9)	53 (9.2)	p=0.010§

§ O valor de p de acordo com o teste de Hi quadrado.

* Números absolutos e percentagens entre parênteses.

4.10.2. Associação do índice deft com hábitos de higiene oral

A Tabela 4.10.2.1. apresenta a associação do índice deft com a idade em que a criança completou sua primeira visita ao dentista, que mostrou uma correlação estatisticamente significativa (p <0,001). Já não se observou correlação estatisticamente significativa entre a realização de check-ups regulares ao dentista e o índice deft (p = 0,747), o mesmo ocorrendo com a fluoretação dos dentes das crianças pelo dentista (p = 0,320), embora o valor médio do índice deft tenha sido maior entre as crianças que não realizaram check-ups regulares e fluoretação dentária em relação às demais crianças, que realizaram esses procedimentos. Enquanto a colocação de selante pelo dentista e o índice deft foi relatado como tendo uma associação estatisticamente significativa (p = 0,045)

Tabela 4.10.2.1. A associação do índice deft com check-ups regulares, colocação de selantes e fluoretação por dentistas, com base no Modelo Linear Geral.

Variável	Idade média	IC 95%	*p - valor*
Idade da primeira visita ao dentista (meses)	41.6 ± 13.2	4.01-7.3	p<0.001*
Consultas regulares ao dentista: **sim não**	6.4 6.5	5.8-6.9 6.1-6.9	p=0.747
Colocação de selante: **sim não**	4.9 6.5	3.5-6.5 6.2-6.9	p=0.045
Fluoretação pelo dentista: **sim não**	5.9 6.5	4.9-6.9 6.1-6.9	p=0.320

*Valor de p de acordo com o modelo linear geral

A Tabela 4.10.2.2. relata a relação (associação) do índice deft com o uso de suplementos de flúor, que apresenta uma associação estatisticamente significativa (p<0,001) entre esses fatores.

Tabela 4.10.2.2. A associação do índice deft com a ingestão de suplementos de flúor por crianças, com base no Modelo Linear Geral.

Variável	Idade média	IC 95%	*p - valor*

Suplementos de flúor :			
sim	4.5	3.8-5.2	p<0.001*
não	6.8	6.5-7.1	

*Valor de p de acordo com o modelo linear geral

Capítulo 5

5. DISCUSSÃO

5.1. A prevalência da Cárie Precoce da Infância (CPE)

Os resultados do nosso estudo indicaram que a prevalência de cáries precoces em crianças de 3-5 anos em jardins-de-infância públicos em Tirana era de 91%, um valor muito elevado, tendo em conta que Tirana é a capital da Albânia.

Vários autores referem que a prevalência de cáries no pré-escolar diminuiu na maioria dos países desenvolvidos (24, 25), mas nos países em desenvolvimento e mesmo nalguns países desenvolvidos verifica-se uma tendência crescente (26, 27). As conclusões baseadas nos resultados destes estudos mostram que a cárie na primeira infância é considerada uma epidemia nos países em desenvolvimento (48). A urbanização crescente e as rápidas mudanças relacionadas com os hábitos alimentares são provavelmente os factores que mais contribuem para a deterioração da saúde dentária nos países em desenvolvimento (22).

Num levantamento recente da revisão da literatura realizado pelos autores em 2013, foram extraídos dados importantes, dados obtidos de vários estudos relativamente à prevalência de cárie precoce na infância e índice deft (140). A idade máxima das crianças envolvidas nesses estudos, selecionadas para revisão é de 5 anos, o que coincide com a idade máxima das crianças que fazem parte do nosso estudo. Um olhar mais atento à revisão da literatura mostrou que a prevalência de CCE tem uma margem muito grande em vários locais, variando de 17 a 94%. (140).

Entretanto, um estudo efectuado no município de Kastriot, no Kosovo, mostrou que a prevalência de CEC em crianças de 3-5 anos era de 25% e o índice dmft era de 12,5 (141).

Estes dados comparativos, incluindo os dados do nosso estudo, são apresentados em pormenor no quadro 5.2.1.1.

Tabela 5.2.1.1. Prevalência de CEC e índice dmft/deft em vários estudos.

Estudo (autores, ano)	Local (cidade, país)	N.º de crianças	Idade (anos)	% (deft>0)	dmft/deft (valor médio)
Mantonanaki et al. (2013)	Ática (Grécia)	605	5	17	3.23
Ferro et al. (2006)	Veneto (Itália)	290	5	27	1.34
Mora et al. (2000)	Granada (Espanha)	173	2 - 3	37	3.52
Pitts et al. (2007)	Escócia (Reino Unido)	11161	5	46	2.16
Wigen et al. (2011)	Oslo (Norueguês)	1348	5	11	1.4
Ferreira et al. (2007)	Canoas (Brasil)	1487	0 - 5	40	1.53
Simratvir et al. (2009)	Ludhiana (Índia)	609	3 - 5	59	4.76
Sufia et al. (1974)	Lahore (Paquistão)	700	3 - 5	75	1.85
Autio-Gold et al. (2005)	Flórida (EUA)	221	5	48	2.5

Wanjau et al. (2006)	Filadélfia (EUA)	269	5	53	2.18
Li et al. (2012)	Xangai (China)	1850	5	64	2.96
Cleaton-Jones et al. (2008)	Joanesburgo (África do Sul)	7185	2 - 5	59	3.4
Cariño et al. (2003)	Filipinas do Norte (Filipinas)	448	5	**94**	**9.8**
Begzati- Rexhepi et al. (2012)	Kastriot (Kosovo)	108	3 - 5	25	**12.5**
Petro. E. (2015)	Tirana (Albânia)	904	3-5	**91**	**6.45**

Como observado pelos dados comparativos oferecidos pela literatura, a prevalência de CEC no nosso estudo (91%) é ligeiramente inferior à prevalência de CEC nas Filipinas (94%), mas este é um valor muito superior ao que a maioria dos autores apresenta nos seus estudos, incluindo países vizinhos como o Kosovo, a Itália e a Grécia. Em Kastriot, no Kosovo, o estudo foi efectuado num dos municípios com o nível de rendimento mais baixo e o valor de 25% da prevalência de CEC neste município é muito inferior ao relatado no nosso estudo.

Para além do alarmante valor da prevalência, a maioria das crianças envolvidas no nosso estudo (62,1%) sofre da forma severa da CCE, indicando uma maior gravidade da cárie na primeira infância.

5.2. **índice deft**

Os resultados do nosso estudo mostram que o valor médio do índice deft é 6,45, enquanto os valores médios dos índices individuais dt, et e ft são, respetivamente, 6,2, 0,07 e 0,2. Os dados comparativos da literatura, apresentados no quadro 5.2.1.1 acima, mostram que o índice deft no nosso estudo é um valor muito mais elevado do que na maioria dos estudos realizados por vários autores, com exceção das Filipinas, que tem um valor de índice deft i mais elevado (9,8) e do Kosovo, que tem um índice dmft muito mais elevado (12,5), quase o dobro do valor do nosso índice.

5.3. **Índice de cuidados (IC)**

Os resultados do nosso estudo mostram que o valor médio do IC é de 3,1%. Este índice fornece dados que indicam que apenas 3,1% dos dentes decíduos cariados foram tratados por um dentista e a maioria não foi tratada. Isto mostra um nível muito baixo de cuidados dentários para as crianças envolvidas no estudo. Este valor é inferior aos resultados de um estudo realizado na África do Sul, onde o nível de cuidados era de apenas 20% e a maioria das crianças com 4-5 anos de idade tinha CEC não tratada pelo serviço público ou privado (101).

5.4. **Factores demográficos**

Os resultados deste estudo mostraram que cerca de 20% das crianças tinham 3 anos de idade, 34% tinham 4 anos de idade e 46% tinham 5 anos de idade. A maior percentagem de crianças tinha 5 anos de idade, em resultado da maior inscrição destas crianças nos jardins-de-infância e das suas menores taxas de rejeição durante o processo de exame. Relativamente à distribuição por género, pode dizer-se que a representação da população masculina/feminina foi quase completa.

Os resultados do nosso estudo mostraram que a idade é um fator significativo, porque à medida que a criança cresce a CCE torna-se mais pronunciada em todas as suas formas de ocorrência, tal como relatado em estudos semelhantes em que a prevalência da CCE cresce significativamente com o aumento da idade (42, 142, 143). De acordo com diferentes autores, isto pode ser explicado como uma maior exposição a factores cariogénicos ao longo do tempo, a falta de uma primeira visita atempada e medidas preventivas que devem ser realizadas imediatamente após a erupção dos dentes (12, 13, 32, 118, 123, 144). Em comparação com os resultados de um estudo realizado em creches em Tirana em 2010, a prevalência de CEC foi em menor número (47%) de crianças numa idade mais jovem, 1-3 anos de idade (49).

No que diz respeito ao sexo das crianças que participaram no nosso estudo, não foi registada qualquer associação estatística, uma vez que tanto o sexo masculino como o feminino são afectados na mesma medida pelas cáries da primeira infância. Além disso, não foi registada qualquer associação estatisticamente significativa entre o sexo da criança e a

O índice de deft, enquanto a idade das crianças envolvidas no estudo demonstrou ter uma forte correlação estatística com o índice de deft, sendo que quanto mais velhas eram as crianças, maior era o índice de deft, tal como relatado nos estudos da literatura (25).

5.5. **Factores sociais e económicos**

A maioria das crianças envolvidas neste estudo tinha mães com ensino superior (40,8%), seguido de 33% das crianças cujas mães tinham ensino médio, contra apenas 3% das crianças, cujas mães tinham ensino fundamental e cerca de 14% das crianças tinham mães com pós-graduação. Em relação ao nível de renda das famílias das crianças que foram incluídas no estudo, observamos que a maioria delas, ou seja, cerca de 80% possuíam nível de renda médio, contra 11% que relataram nível de renda baixo e 9,5% que possuíam nível de renda alto.

O nível educacional e os factores económicos são factores significativos, uma vez que os resultados do nosso estudo relataram que a prevalência e a gravidade da cárie dentária na primeira infância é menor nas crianças cujas mães têm um nível educacional mais elevado e cujas famílias têm rendimentos mais elevados. Verificou-se também que o nível de escolaridade da mãe e o estatuto económico da família demonstraram uma correlação estatisticamente significativa com o índice deft, que foi menor nas crianças com estatuto socioeconómico mais elevado. Estes dados vão ao encontro dos estudos da literatura que demonstram uma estreita associação entre o estatuto socioeconómico e a cárie na primeira infância (43, 47, 54, 68, 71 e 74). O alto nível de escolaridade está intimamente relacionado com a baixa prevalência de CCE (144).

Também este estudo relatou uma significância estatística entre o estatuto socioeconómico da família e o Índice de Cuidados, o que significa que o nível de cuidados é mais baixo nas crianças que vivem em agregados familiares com menor escolaridade e menor rendimento. O baixo nível educacional da mãe afecta a falta de informação e de cuidados de saúde oral para as crianças (43, 71, 73). Além disso, as mães com um nível educacional mais baixo estão desmotivadas para participar em programas de prevenção e receber informações sobre saúde oral (144). Também os pais com baixo nível de rendimento têm desvantagens sociais e financeiras que reduzem a sua capacidade de viver num ambiente saudável e de obter serviços profissionais de qualidade. É provável que estes indivíduos negligenciem os problemas de saúde oral, a necessidade de cuidados e de prevenção para si próprios e para os seus filhos (68, 73, 74, 75 e 144). Isto deve motivar-nos a pensar em melhores oportunidades que deveriam ser oferecidas às crianças em idade pré-escolar, que vivem em agregados familiares com um nível de rendimento mais baixo, para lhes garantir um melhor acesso ao serviço dentário público.

5.6. **Factores de saúde**

Os resultados deste estudo mostraram que apenas 3,4% das crianças sofriam de doenças crónicas, em comparação com a maioria, cerca de 97%, que não tinha problemas de saúde. Cerca de 2,5% das crianças que participaram no estudo recebiam medicação regular e quase 53% das crianças recebiam suplementos de vitaminas e minerais regularmente. O peso à nascença das crianças participantes no estudo mostrou que apenas 6% de todas as crianças incluídas neste estudo nasceram com um peso inferior a 2500 gramas, e na maioria das crianças (97%) o peso à nascença era superior ou igual a 2500 gramas, um peso que é considerado normal de acordo com os critérios da OMS (145).

Os resultados do nosso estudo mostraram que a presença de doenças crónicas e o seu tratamento regular tiveram uma associação estatisticamente significativa com a cárie precoce da infância e com o índice deft, tal como relatado na literatura (146). Também foi observada a mesma relação com o

Índice de Cuidados, o que significa que estas crianças estão em maior risco de CCE, mas têm melhores cuidados no tratamento da cárie precoce da infância.
Os nossos resultados indicam que a CCE grave é mais pronunciada nas crianças que não tomaram suplementos adicionais e isto representa uma associação estatisticamente significativa não só com a propagação da CCE, mas também com o índice de deft ou Índice de Cuidados. Estes resultados são semelhantes aos dados da literatura, confirmando que a toma de suplementos adicionais afecta a prevenção e o controlo das cáries na primeira infância (147, 148).
Os resultados deste estudo não observaram uma correlação entre o ECC e o peso ao nascer, como relatado num estudo do autor Shulman em 2005 (149). Também não foi relatada uma correlação estatisticamente significativa entre o índice deft e o peso da criança ao nascer, embora o valor médio do índice deft seja maior em crianças com peso ao nascer <2500 g. Dados semelhantes foram relatados em alguns dos trabalhos da literatura, mas a correlação observada foi estatisticamente significativa apenas devido à presença de defeitos de mineralização do esmalte e ao papel das complicações do nascimento no desenvolvimento subsequente do esmalte (150, 151). Acredita-se que esta discrepância com os dados apresentados pelo nosso estudo seja o resultado da distribuição desigual dos sujeitos da amostra no nosso estudo em associação com o peso ao nascer, já que apenas um número muito pequeno de crianças (6%) tinha um peso ao nascer <2500 g . No entanto, foi observada uma associação estatisticamente significativa entre o Índice de Cuidados e o peso à nascença da criança, o que significa que os pais cuidam mais destas crianças por recearem mais pela sua saúde desde o nascimento.

5.7. **Hábitos alimentares**

Os resultados do nosso estudo referem uma forte associação estatística entre os hábitos alimentares das crianças participantes no estudo e a cárie precoce da infância, onde observámos uma tendência crescente de CCE devido ao consumo de alimentos artificiais ou combinados. Além disso, foi encontrada uma forte correlação estatística entre o índice deft e os hábitos alimentares, sendo que o índice deft é menor em crianças amamentadas. De acordo com as recomendações da OMS, para além de outros efeitos positivos na saúde da criança, o leite materno influencia e previne a CCE (152).
Também resulta que a cárie precoce da infância e a sua gravidade são mais pronunciadas em crianças que pararam de mamar depois de um ano. Como vários outros autores concluem, a amamentação ou a amamentação prolongada não é a causa da CCE (77, 147). Estes resultados estão de acordo com as recomendações da OMS para promover o aleitamento materno em bebés até aos 24 meses (152). Entretanto, no nosso estudo houve uma associação significativa entre o índice deft e o aleitamento materno prolongado, sendo que o índice deft foi maior nas crianças que não pararam de mamar após o primeiro ano. Esta contradição presente também no nosso estudo é um dos temas mais polémicos da atualidade, existindo muitas opiniões sobre o assunto, opiniões essas que se contradizem entre si, baseadas em resultados opostos recebidos por vários estudos da literatura relacionados com este tema (22, 153). Pensa-se que os maus hábitos de alimentação são a causa, e embora o leite materno seja muito importante para garantir a melhor nutrição dos bebés, as mamadas frequentes, especialmente à noite, quando os dentes da criança já erupcionaram, podem afetar a presença de CEC (56). O leite materno não é um alimento cariogénico, mas contém lactose que aumenta a afinidade das bactérias cariogénicas na cavidade oral e permite que se instalem na superfície do dente. Como resultado do efeito destas bactérias, a lactose fermenta e provoca a desmineralização do esmalte. Após o uso frequente de lactose ou de leite materno, a produção de ácido na placa dentária aumenta (21). O maior número de cáries em crianças amamentadas com mais de um ano de idade é o resultado da disponibilidade da mãe, que está presente sempre que a criança quer alimentar-se, durante todo o dia, mas também porque as mães usam a amamentação durante a noite para adormecer a criança ou para acalmar uma criança que chora (61).
Além disso, outro aspeto que reflecte os métodos errados aplicados durante a amamentação é o contacto constante e prolongado, especialmente durante o sono. A sucção constante do conteúdo da mamadeira durante a noite afeta diretamente o surgimento de CEC devido à diminuição do fluxo salivar e depósito de carboidratos na cavidade oral (7). Os resultados do nosso estudo observaram

associação estatisticamente significativa entre a distribuição de CEC e o uso de mamadeira noturna pelas crianças participantes do estudo, também observamos uma associação estatisticamente significativa entre o índice de deft e o uso de mamadeira durante a noite. Estes resultados reforçam a opinião expressa por muitos autores de que o uso do biberão durante a noite aumenta o risco de CCE muito mais do que a própria amamentação a biberão se esta for feita de forma adequada (21, 90, 118, 137, 154).

O uso de biberões "calmantes", revestidos com açúcar ou mel, absorvidos por crianças pequenas para acalmar o seu choro ou antes de dormir é um fator de risco para o aparecimento de CCE (53). Os resultados do nosso estudo mostraram uma associação estatisticamente significativa entre o uso de biberões "calmantes", revestidos com açúcar/mel e o índice de cárie, observando que o uso de aditivos de açúcar está intimamente relacionado com cáries na primeira infância, confirmando mais uma vez os métodos errados para o uso de biberões "calmantes".

Os sumos de fruta e as bebidas açucaradas contribuem para o aparecimento de cáries na primeira infância porque têm um agente adoçante adicionado, normalmente a frutose, que aumenta a sua reação ácida. Os sumos de fruta e as bebidas açucaradas provocam uma diminuição significativa do pH da placa (21). Quando estes são utilizados pelas crianças que apresentam sinais de CCE, a erosão do esmalte progride rapidamente e espalha-se numa forma mais agressiva, considerada "cárie galopante" (9). O nosso estudo relatou uma associação estatisticamente significativa entre o conteúdo de sumo de fruta ou chá no biberão e a CCE, os resultados mostram uma tendência crescente de CCE grave entre as crianças que consomem sumo de fruta ou chá, em comparação com as crianças que não os consomem. Além disso, os resultados mostraram que o conteúdo do biberão com fórmula láctea estava no limite da significância estatística com o índice deft, enquanto esta ligação era muito significativa quando se considerava o conteúdo de sumo de fruta e chá, o que significa que, em comparação com a fórmula láctea, sem adições açucaradas, as bebidas açucaradas são um dos factores mais perigosos que contribuem para o aparecimento de CCE.

A sacarose é o hidrato de carbono com o maior efeito cariogénico e o consumo de hidratos de carbono na forma líquida é um fator de risco que afecta o aparecimento do CCE devido ao contacto prolongado com a superfície do dente (8, 53, 55). A prevalência de cárie na região anterior do maxilar é maior em crianças que usam o biberão com leite açucarado ou outras bebidas açucaradas, do que em crianças que usam um biberão de leite sem adição de açúcar ou água (7). Os resultados deste estudo mostraram que a utilização de açúcar adicionado no biberão de leite tem uma relação estatística significativa com o índice de cárie, tal como também foi referido para o consumo de produtos açucarados e chupa-chupas. Em termos de consumo de chupa-chupas, as crianças deste estudo mostraram uma associação estatisticamente significativa com a tendência crescente de CCE grave entre as crianças que os consomem, em comparação com as crianças que não os consomem. Estes resultados evidenciaram os efeitos negativos dos produtos açucarados no aparecimento de problemas dentários em crianças em idade pré-escolar.

A idade média em que as crianças do estudo começaram a beber de um copo foi de cerca de 17 meses ou 1,5 anos. Também a idade média em que as crianças começaram a consumir alimentos sólidos foi relatada como sendo aproximadamente a mesma que a idade de início do uso do copo, cerca de 17,1 meses, enquanto a literatura recomenda o uso do copo após os 6 meses de idade e o uso de alimentos sólidos após os 12 meses (21, 154). No nosso estudo, a relação do CEC com a idade em que as crianças começaram a beber no copo foi estatisticamente significativa, demonstrando que as crianças com CEC começaram a beber no copo mais tarde do que as crianças que não apresentavam sinais de CEC. Esta significância estatística também foi observada em associação com o índice de destreza. Enquanto as crianças com CCE, bem como as crianças sem CCE, tinham uma idade aproximadamente semelhante para o consumo de alimentos sólidos e não houve uma ligação estatisticamente significativa entre a idade média do início da alimentação sólida e a CCE ou deft, o que pode ser explicado pelo impacto de outros factores importantes.

5.8. **Higiene oral**

A literatura sugere que a aplicação de métodos de higiene oral para crianças deve começar assim que o primeiro dente erupciona, a escovagem dos dentes com uma escova de dentes deve começar

aos 2 anos e aos 3 anos a criança deve começar a usar pasta de dentes fluoretada, que é o método local com menor custo e maior eficiência na prevenção do CCE e o método mais difundido que pode ser amplamente utilizado por todas as crianças (89, 120, 122, 123). Mas, nesta idade, a criança não consegue efetuar uma limpeza eficaz por si própria, pelo que a escovagem dos dentes deve ser assistida por um dos pais (81, 155).
Os resultados mostraram que a idade média em que as crianças i deste estudo começaram a escovar os dentes pela primeira vez é de cerca de 29 meses, ou seja, 2,4 anos, não muito longe da idade sugerida e na literatura (143). Os resultados mostraram ainda que existe uma relação entre o índice de deft e a idade em que as crianças começam a escovar os dentes pela primeira vez, estatisticamente significativa, nomeadamente referindo que quanto mais tarde a criança começa a escovar os dentes, maior é a experiência de cárie das crianças deste estudo. Em concordância com os resultados de vários autores, o nosso estudo demonstrou que a associação do índice de destreza, quando a escovagem foi assistida pelos pais, é estatisticamente significativa, sendo o índice mais baixo neste caso. Os pais, especialmente as mães, desempenham um papel importante não só na facilitação do procedimento de escovagem, mas também no ensino dos fundamentos dos cuidados de higiene oral (79, 83, 84). As superfícies dos dentes decíduos devem ser cuidadosamente limpas após cada refeição (10). Um fator importante que afecta a proteção dos dentes de leite contra as cáries na primeira infância é a escovagem regular dos dentes diariamente com pasta dentífrica fluoretada, especialmente à noite antes de deitar (54, 113). De acordo com a frequência de escovagem dos dentes da AAPD, para reduzir o risco de CCE em crianças, recomenda-se 2 vezes por dia (97). Os resultados do nosso estudo mostraram que existe uma associação estatisticamente significativa com a tendência crescente de CCE grave entre as crianças que não escovam os dentes todos os dias. Os mesmos resultados foram reportados para as crianças que escovam os dentes apenas uma vez por dia, em comparação com as crianças que escovam os dentes duas vezes por dia; bem como para as crianças que não escovam os dentes antes de deitar, em comparação com as crianças que efectuam a escovagem dentária antes de deitar. Também a escovagem diária dos dentes e a frequência da escovagem antes de deitar resultaram numa associação estatisticamente significativa com o índice de cárie, o que significa que as crianças que implementam corretamente as regras de higiene oral têm uma menor experiência de cárie.

5.9. **Cuidados de saúde oral**

De acordo com as recomendações da AAPD e da ADA, que também são apoiadas por diferentes autores, a primeira visita ao dentista deve ser feita assim que o primeiro dente da criança cresce e, o mais tardar, até ao 1 ano de idade (96, 97, 98, 156, 157, 158, 159).Desta forma, os pais têm a oportunidade de serem informados sobre a forma correta de amamentação e de alimentação a biberão, o papel dos hidratos de carbono, os cuidados de higiene oral, os métodos de fluoretação e a colocação de selantes. Os resultados mostraram que a idade média em que as crianças do nosso estudo fizeram a sua primeira visita ao dentista é relativamente alta, cerca de 42 meses ou quase 3,5 anos, mas é mais baixa em comparação com os dados obtidos num estudo realizado no nosso país em 2009, que mostrou que a idade média da primeira visita ao dentista para as crianças era de 7 anos e a principal razão para este atraso, em 98% dos casos, foi o medo que os próprios pais tinham experimentado desde o seu primeiro encontro com o dentista. Também o estudo de 2009 mostrou que dos 301 pais entrevistados, apenas 12% deles tinham levado a criança para a primeira visita ao gabinete dentário o mais tardar com 1 ano de idade (88). No nosso estudo, a associação entre a CCE e a idade média em que as crianças foram ao dentista para o seu primeiro controlo teve uma significância estatística, o que significa que as crianças com CCE tinham uma idade média mais elevada do que as crianças sem CCE. Os resultados também mostraram uma associação estatisticamente significativa entre o índice deft e a idade em que a criança completou sua primeira visita ao dentista, quanto mais tarde a primeira visita, maior o número de cáries na primeira infância. Todas as crianças devem ser submetidas a check-ups periódicos e contínuos, a cada 6 meses, enquanto as crianças com alto risco de CEC devem ser submetidas a inspecções periódicas 3-4 vezes por ano (95, 96, 97, e 113). Embora o nosso estudo não tenha observado qualquer associação estatisticamente significativa entre as inspecções periódicas ao dentista e o índice deft, o

valor médio do índice deft foi mais elevado nas crianças que não tinham inspecções regulares em comparação com outras crianças que tinham os seus dentes regularmente verificados.
Após a erupção dos dentes nas crianças, é necessário aplicar métodos de prevenção, como a fluoretação da água potável ou suplementos de flúor (69, 122). A fluoretação da água potável é um método preventivo sistémico que envolve toda a comunidade, mas nas últimas décadas este método tem sido menos eficiente na redução do CCE devido à escassez de recursos hídricos naturais fluoretados que se têm tornado cada vez mais escassos e, em substituição, têm vindo a tomar flúor por outros meios, como os de impacto local, através de tratamento em clínicas dentárias (98, 109, 111, 120, 121, 160, 161). Os métodos de prevenção local incluem os elixires bucais com flúor, as geleias e os vernizes fluoretados, que são aplicados especialmente em crianças com elevado risco de cárie infantil precoce. Nos países desenvolvidos, estas medidas preventivas são aplicadas gratuitamente por higienistas dentários que efectuam check-ups periódicos em crianças em idade pré-escolar (69, 115, 125, 160, 161). De acordo com os dados obtidos da RHA (Autoridade Regional de Saúde), não existem dentistas/higienistas dentários nos jardins-de-infância de Tirana, que possam efetuar procedimentos preventivos como a fluoretação. Os médicos escolares estão disponíveis para efetuar controlos ocasionais durante o verão, altura em que as escolas estão fechadas. A informação que obtivemos nos jardins-de-infância, parte do nosso estudo, mostrou que nenhum dentista da RHA tinha visitado estes jardins-de-infância durante um período de tempo muito longo. Os resultados do nosso estudo indicaram uma associação estatisticamente significativa entre a CEC e a fluoretação dos dentes das crianças, e uma tendência crescente de CEC grave entre as crianças que não aplicaram nenhum tratamento com flúor, em comparação com as crianças que tiveram os dentes fluoretados por um dentista, conforme recomendado pelos dados da literatura (115, 121 e 160). Embora não tenhamos observado uma ligação estatisticamente significativa entre a fluoretação dos dentes por um dentista e o índice deft, o valor médio do índice deft foi mais elevado entre as crianças que não foram fluoretadas por um dentista em comparação com outras crianças que o foram. Resultados semelhantes são explicados na literatura como resultado da utilização de métodos combinados de fluoretação (pasta dentífrica, solução, gel, spray), diferindo de a utilização de um único método (162).
Este estudo relatou a associação do índice de cárie com o uso de suplementos de flúor, onde foi observada uma associação estatisticamente significativa entre eles, significando que as crianças que tomaram suplementos de flúor têm menos experiências de cárie. Isso coincide com os dados obtidos na literatura que recomendam a administração de suplementos de flúor para crianças com alto risco de CEC em doses cuidadosamente monitoradas pelo dentista (26, 147, 148, 163, 164).
A aplicação de selantes no sistema dentário primário é também outro método muito importante de cuidados dentários profissionais. Até há pouco tempo pensava-se que os selantes deveriam ser utilizados apenas nos dentes permanentes, mas atualmente este procedimento é recomendado como medida profiláctica eficaz na prevenção de manchas de cárie e fissuras na dentição decídua, especialmente em crianças com elevado risco de CCE (96, 97). De acordo com a AAPD e a ADA, a retenção de selantes em dentes decíduos é maior do que em dentes permanentes, porque no momento da aplicação do selante os dentes temporários já erupcionaram completamente e a sua coroa está totalmente formada (96, 97, 130). Os nossos resultados também indicaram que a maioria das crianças, 96,9%, não tinha nenhum dente selado, o que significa que a maioria dos pais não aplicou selante de fissuras em dentes temporários devido a desinformação ou falta de recursos financeiros. Embora a associação entre a CCE e a colocação de selantes por um dentista nas crianças participantes deste estudo não tenha resultado em nenhuma correlação estatisticamente significativa, o número de crianças com CCE grave (em termos absolutos e percentuais), que não tinham nenhum selante colocado, foi maior do que o número daquelas que tinham selantes colocados. Já a relação entre a colocação de selantes por um dentista e o índice deft teve uma associação estatisticamente significativa. Estes resultados coincidem com os dados da literatura que referem que os dentes decíduos selados são menos afectados pela cárie precoce da infância, mas a aplicação de selantes deve ser combinada com outros métodos de prevenção e controlo da CCE (131).

CONCLUSÕES

Em conclusão deste estudo, com base nos dados obtidos a partir dos resultados e cruzando-os com os dados da literatura sobre estudos semelhantes de vários autores, podemos tirar as seguintes conclusões:

1. Este é o primeiro estudo na nossa literatura na área da Odontopediatria que fornece dados sobre a prevalência de CCE e experiência de cárie nos dentes decíduos em crianças em idade pré-escolar (3-5 anos) nos jardins-de-infância públicos da cidade de Tirana e que identifica factores associados à cárie precoce da infância.
2. A prevalência de cáries precoces em crianças dos 3 aos 5 anos de idade nos jardins-de-infância públicos de Tirana é muito elevada (91%) e a maioria das crianças (62,1%) sofre de CCE grave, o que indica a gravidade desta doença.
3. O valor médio do índice deft de 6,45 (SD ± 25,4) mostra um alto nível de experiência de cárie e o valor médio mais baixo do Índice de Cuidados 3,1%, indica um nível muito baixo de cuidados dentários em crianças com CEC.
4. Os resultados deste estudo confirmaram a associação entre os principais factores de risco e a cárie precoce na infância.
5. Os pais não dispõem da informação necessária sobre nutrição correta, higiene oral e cuidados de saúde oral para as crianças na primeira infância e posteriormente.
6. Nos jardins-de-infância da cidade de Tirana, nenhum dentista da Autoridade Regional de Saúde efectuou quaisquer exames de controlo durante um longo período de tempo.
7. As crianças em idade pré-escolar, que vivem em agregados familiares com baixos níveis de rendimento, não têm a oportunidade de beneficiar de um melhor acesso aos serviços dentários públicos.
8. A conceção de estratégias de prevenção do CCE para responder às necessidades da comunidade é uma tarefa urgente para melhorar a saúde oral das crianças em idade pré-escolar no nosso país.

RECOMENDAÇÕES

Reconhecendo as dificuldades encontradas no tratamento de crianças em idade pré-escolar, o baixo acesso e o elevado custo dos serviços, a prevenção da cárie precoce da infância seria uma ação mais eficaz do que o tratamento. Com base nos resultados deste estudo, podemos sugerir algumas recomendações para a prevenção da CCE, reduzindo o nível geral dos factores de risco.

1. As estratégias que abordam a saúde oral da comunidade devem ser da responsabilidade das autoridades de saúde pública e de outras organizações governamentais ou não governamentais nacionais que devem elaborar programas educativos e informativos para melhorar a saúde oral das crianças em idade pré-escolar no nosso país.
2. Estes programas devem incluir os pais, os educadores de infância e os professores do ensino pré-escolar, o pessoal de aconselhamento e os pediatras, uma vez que todos estes grupos estão em contacto frequente e contínuo com a criança.
3. A amamentação proporciona a melhor nutrição para os bebés, mas se continuar depois de 1 ano de idade, deve ser limitada, especialmente à noite.
4. O conteúdo do biberão não deve ter adição de açúcar, mel ou sumos açucarados e o biberão calmante não deve ser revestido com açúcar / mel. A utilização do biberão durante a noite deve ser interrompida assim que o primeiro dente decíduo erupcione.
5. Após os 6 meses de idade, a criança deve começar a usar um copo e, após 1 ano de idade, as crianças devem começar a consumir alimentos sólidos.
6. A escovagem dos dentes deve começar aos 2 anos de idade e deve ser efectuada pelos pais/responsáveis. A escovagem dos dentes deve ser feita todos os dias, de manhã e à noite, com pasta dentífrica fluoretada. Nos casos de alto risco de CEC, as soluções fluoretadas devem ser utilizadas diariamente ou semanalmente.
7. A primeira visita da criança ao dentista deve ser efectuada logo após a erupção do primeiro dente, o mais tardar até ao 1 ano de idade, e deve ser acompanhada de exames contínuos e periódicos, dependendo do risco de CEC, a cada 4 ou 6 meses.
8. O flúor tópico e os suplementos de flúor devem ser aplicados em crianças em idade pré-escolar na dosagem e frequência prescritas e monitorizadas cuidadosamente pelo dentista, dependendo do nível de risco de CEC.
9. A aplicação de selantes é também recomendada como medida profiláctica eficaz na prevenção de manchas de cárie e fissuras na dentição decídua, especialmente em crianças com elevado risco de cárie infantil precoce.
10. Para as crianças em idade pré-escolar que vivem em agregados familiares com baixos rendimentos, devem ser-lhes oferecidas melhores oportunidades de acesso aos serviços dentários públicos.

BIBLIOGRAFIA

Huntington NL, Kim J, Hughes ChV. Factores de risco de cárie para crianças hispânicas afectadas por cáries na primeira infância. Pediatric Dent 2002;24:536-542.

Ramos-Gomes FJ, Tomar SL, Ellison J, Artiga N, Sintes J, Vicuna G. Avaliação de cáries na primeira infância e hábitos alimentares numa população de crianças hispânicas migrantes em Stocken, Califórnia. ASDC J Dent Child 1999;66:395-403.

Schroth RJ, Moffatt ME. Determinantes da cárie precoce da infância na comunidade rural de Mantoba: um estudo piloto. Pediatr Dent 2005; 27(2): 114-20.

Belterami G. Les dents noires de tout-petits. Século Médico. In Belterami G (ed). La mélandontie infantile. Marselha: Leconte 1952.

Fass, Enl é o biberão de leite um fator de cárie dentária? J Dent Child 1962; 24: 24551.

Tinanoff N. Introdução à conferência sobre cáries na primeira infância: descrição inicial e compreensão atual. Comm Dent Oral Epidemiol 1998; 26(Suplemento 1): 5-7.

Reisine S, Douglass JM. Psychosocial and behavioural issues in early childhood caries. Comm Dent Oral Epidemiol 1998; 26(Suplemento 1): 32-44.

Ripa LW. Cáries de enfermagem: Uma revisão abrangente. Pediatr Dent 1988; 10: 268-282.

Seow WK. Biological mechanisms of early childhood caries. Comm Dent Oral Epidemiol 1998; 26(Suplemento 1): 8-27.

TF, Horowity AM, Ismail AI, Maertens MP, Rozier RG, Selwity RH. Diagnosticar e notificar cáries na primeira infância para fins de investigação. J Public Health Dent 1999; 59: 129-7.

Gussy MG, Waters EG, Walsh O, Kilpatrick N. Cáries na primeira infância: Evidências actuais sobre etiologia e prevenção. Journal of Paediatrics and Child Health 2006; 42: 37-73.

Academia Americana de Odontopediatria. Políticas de Saúde Oral. Pediatr. Dent. 2004; 26(7): 16-61.

Psoter WJ, Zhang H, Pendrys DG, Morse DE, Mayne ST. Classification of dental caries patterns in theprimary dentition: a multidimensional scaling analysis. Community Dent Oral Epidemiol 2003;31:231-238.

AAPD (Academia Americana de Odontopediatria). Política sobre Cárie Precoce na Infância: classificações, consequências e estratégias preventivas. 2008.

Kingman A, Selwitz RH. Proposed methods for improving the efficiency of the DMFS index in assessing initiation and progression of dental caries. Community Dent Oral Epidemiol 1997;25:60-68.

Organização Mundial de Saúde (OMS). A guide to oral health epidemiological investigations. Genebra: OMS 1979.

Organização Mundial de Saúde (OMS). Inquéritos sobre saúde oral: Métodos básicos. 4ª ed. Genebra: OMS 1997.

Ismail AI. Diagnóstico clínico de lesões cariosas pré-cavitadas. Community Dent Oral Epidemiol 1997;25:13-23.

Pitts NB. Instrumentos e medidas de diagnóstico, impacto nos cuidados adequados. Community Dent Oral Epidemiol 1997;25:24-35.

Roshi E, Burazeri G. Epidemiologjia. 2008;4: 78-81.

Du M, Bian Z, Guo L. Caries patterns and their relationship to infant feeding and socioeconomic status in 2-4 year old Chinese children. International Dental Journal 2000; 50: 385-389.

Маиротё G. Um relatório qualitativo introspetivo sobre padrões alimentares e níveis elevados de cárie dentária numa população urbana carenciada do norte do México. J Dent Childr 1998; 276-285.

Organização Mundial de Saúde (OMS, 2007a).

Nordblad A, Souminen-Taipale L, Rasilainen J, Karhunen T. Suun (Oral Health Care at Health Centers from the 1970s to the year 2000). Helsínquia: Centro Nacional de Investigação e Desenvolvimento para o Bem-Estar e a Saúde (STAKES), Relatório 278, 2004.

Holm AK. Cáries na criança em idade pré-escolar: tendências internacionais. J Dent 1990;18:291-295.

Centro de Controlo de Doenças (CDC). A saúde oral está a melhorar para a maioria dos americanos, mas a cárie dentária entre as crianças em idade pré-escolar está a aumentar. Centros de Controlo e Prevenção de Doenças. (2007).

Pitts NB, Palmer JD. A experiência de cárie dentária de crianças de 5 anos de idade na Grã-Bretanha. Inquéritos coordenados pela Associação Britânica para o Estudo da Medicina Dentária Comunitária em 1993/94. Saúde Dentária Comunitária 1995;12:52-58.
Milnes AR. Descrição e epidemiologia da cárie de enfermagem. J Public Health Dent 1996;56:38-50.
Douglass JM, Tinanoff N, Tang JM, Altman DS. Dental caries patterns and oral health behaviors in Arizona infants and toddlers (Padrões de cárie dentária e comportamentos de saúde oral em bebés e crianças pequenas do Arizona). Community Dent Oral Epidemiol 2001;29:14-22.
Douglass JM, Wei Y, Zhang BX, Tinanoff N. Caries prevalence and patterns in 3-6-year- old Beijing children. Community Dent Oral Epidemiol 1995;23:340-343.
Szatko F, Wierzbicka M, Dybizbanska E, Struzycka I, Iwanicka-Frankowska E. Oral health of Polish three-year-olds and mothers' oral health-related knowledge. Saúde Dentária Comunitária 2004;21:175-180.
Berkowitz RJ. Causas, tratamento e prevenção de cáries na primeira infância; uma perspetiva microbiológica. J Can Dent Assoc 2003;69:304-307.
Tang JM, Altamn DS, Robertson DC, O'Sullivan DM, Douglas JM, Tinanoff N. Prevalência de cáries dentárias e níveis de tratamento em crianças pré-escolares do Arizona. Public Health Rep 1997;112:319-329.
O'Sullivan DM, Douglass JM, Champany R, Eberling S, Tetrev S, Tinanoff N. Prevalência e tratamento da cárie dentária em crianças pré-escolares Navajo. J Public Health Dent 1994 ;54:139-144.
Rosenblatt A, Zarzar P. A prevalência de cárie precoce da infância em crianças de 12 a 36 meses de idade em Recife, Brasil. ASDC J Dent Child 2002;69:319-324.
Peressini S, Leake JL, Mayhall JT, Maar M, Trudeau R. Prevalência de cáries na primeira infância entre crianças das Primeiras Nações, Distrito de Manitoulin, Ontário. Int J Paediatr Dent 2004;14:101-110.
Jin BH, Ma DS, Moon HS, Paik DI, Hahn SH, Horowitz AM. Cáries na primeira infância: prevalência e factores de risco em Seul, Coreia. J Public Health Dent 2003;63:183-188.
Fujiwara T, Sasada E, Mima N, Ooshima T. Caries prevalence and salivary mutans streptococci in 0-2-year-old children of Japan. Community Dent Oral Epidemiol 1991;19:151-154.
Carino KMG, Shinida K, Kawaguchi Y. Cáries na primeira infância no norte das Filipinas. Community Dent Oral Epidemiol 2003;31:81-89.
Mayanagi H, Saito T, Kamiyama K. Comparações transversais das tendências temporais da cárie em crianças do infantário em Sendai, Japão. Community Dent Oral Epidemiol 1995;23:344- 349.
Tsai AI, Chen CY, Li LA, Hsiang CL, Hsu KH. Indicadores de risco de cáries na primeira infância em Taiwan. Community Dent Oral Epidemiol 2006;34:437-445.
Jose B, King NM. Lesões de cárie na primeira infância em crianças pré-escolares em Kerala, Índia. Pediatr Dent 2003;25:594-600.
Al-Hosani E, Rugg-Gunn A. Combinação de baixo nível de escolaridade dos pais e elevado rendimento parental relacionado com elevada experiência de cárie em crianças em idade pré-escolar em Abu Dhabi. Community Dent Oral Epidemiol 1998;26:31-36.
Al-Malik MI, Holt RD, Bedi R. A relação entre erosão, cárie e cárie galopante e hábitos alimentares em crianças em idade pré-escolar na Arábia Saudita. Int J Paediatr Dent 2001;11:430-439.
Rajab LD, Hamdan MA. Cáries na primeira infância e factores de risco na Jordânia. Saúde Dentária Comunitária 2002;19:224-229.
Kiwanuka SN, Astrom AN, Trovik TA. Experiência de cárie dentária e sua relação com factores sociais e comportamentais entre crianças de 3-5 anos de idade no Uganda. Int J Paediatr Dent 2004;14:336-346.
Masiga MA, Holt RD. The prevalence of dental caries and gingivitis and their relationship to social class amongst nursery-school children in Nairobi, Kenya. Int J Paediatr Dent 1993;3:135-140.
Weinstein P, Domoto P, Koday M, Leroux B. Resultados de um ensaio aberto promissor para prevenir a cárie dentária do biberão: um estudo com verniz fluoretado. ASDC J Dent Child 1994;61:338-341.

Kelmendi M, Gace E. Kariesi i femijerise se hershme, studim epidemiologjik. 2010; referim ne Konferencen XVI Kombetare Dentare Shqiptare.
Nunn JH, Welbury RR, Gordon PH, Stretton-Downes S, Green-Abate C. Saúde dentária das crianças num programa de desenvolvimento urbano integrado para mães indigentes com gémeos em Addis Abeba. Int Dent Journal 1992; 42(6): 445-450.
Tinanoff N, O'Sullivan DM. Cáries na primeira infância: visão geral e descobertas recentes. Pediatr Dent 1997; 19: 12-16.
Lamis D, Hamdan MAM. Cáries na primeira infância e factores de risco na Jordânia. Community Dental Health 2002; 19: 224-229.
Dimitrova MM, Kukleva MP, Kordeva VK. Prevalência de cáries na primeira infância e factores de risco em crianças de 1 a 3 anos de idade em Plovdiv, Bulgária. Folia Med (Plovdiv) 2002; 44(1): 60-3.
Savegh A, Dini EL, Holt RD, Bedi R. Saúde oral, factores sociodemográficos, práticas dietéticas e de higiene oral em crianças jordanas. J Dent 2005; (3395): 379-88.
Jamel H, Plaschaert A, Sheiham A. Experiência de cárie dentária e disponibilidade de açúcares em crianças iraquianas antes e depois das sanções das Nações Unidas. Int Dent J 2004; 54(1): 21-5.
Erickson PR, Mazhari E. Investigação do papel do leite materno humano no desenvolvimento de cáries. Am Acad Ped Dent 1999; 21(2): 86-90.
Goepferd SJ. Saúde oral do bebé: uma fundamentação. J Dent Childr 1986; julho/agosto: 257-260.
Ayhan H. Factores que influenciam as cáries de enfermagem. J Clin Pediatr Dent 1996; 20(4): 313-315.
Newburn, E. A cárie dentária no futuro: uma visão global. Proc Finn Dent So 1992; 88(3-4): 155-61.
Petro E, Brovina D. Transmetimi vertikal i Streptokokut Mutans ne Kariesin e Femijerise se Hershme. Revista Shkencore Stomatologjike APOLONIA 2014; 31:21-28.
Hattab F, Al-Omari M, Angmar-Manson B, Daud N. The prevalence of nursing caries in one-to-four-year old children in Jordan. J Dent Childr 1999; Jan: 53-58.
Aleitamento materno e cáries na primeira infância. (E.Petro, E.Hoxha, D.Kume, M.Kelmendi, D.Brovina), prezantim poster në 18-BASS Congress (Shkup, 2013).
Shiboski CH, Gansky SA, Ramos-Gomez F, Ngo L, Isman R, Pollick HF. The association of early childhood caries and race/ethnicity among California preschool children. J Public Health Dent 2003;63:38-46.
Davies GM, Blinkhorn FA, Duxbury JT. Cáries em crianças de 3 anos na Grande Manchester. Br Dent J 2001;190:381-384
Montero MJ, Douglass JM, Mathieu GM. Prevalência de cáries dentárias e defeitos de esmalte em crianças de Connecticut. Pediatr Dent 2003;25:235-239.
Stecksen-Blicks C, Sunnegardh K, Borssen E. Caries experience and background factors in 4-year-old children: time trends 1967-2002. Caries Res 2004;38:149-155.
Vanobbergen J, Martens L, Lesaffre E, Bogaerts K, Declerck D. Assessing risk indicators for dental caries in the primary dentition. Community Dent Oral Epidemiol 2001;29:424- 434.
Lalloo R, Myburgh NG, Hobdell MH. Cárie dentária, desenvolvimento socioeconómico e políticas nacionais de saúde oral. Int Dent J 1999; 49(4): 196-202.
Davies GN. Early childhood caries - a synopsis. Comm Dent Oral Epidemiol 1998; 26(Suplemento 1): 106-116.
Burt BA. Concepts of risk in dental public health (Conceitos de risco em saúde pública dentária). Community Dent Oral Epidemiol 2005;33:240-247.
Reisine ST, Psoter W. Socioeconomic status and selected behavioral determinants as risk factors for dental caries. J Dent Educ 2001;65:1009-1016.
Chen M, Andersen RM, Barmes DE, Lerlercq MH, Little IS. Comparação dos sistemas de cuidados de saúde oral. Genebra: OMS 1997. pp:149-164, 293-323.
Petersen PE. Sociobehavioural risk factors in dental caries, international perspectives (Factores de risco sociocomportamentais na cárie dentária, perspectivas internacionais). Community Dent Oral Epidemiol 2005;33:274-279.
Psoter WJ, Pendrys DG, Morse DE, Zhang H, Mayne ST. Associações de etnia/raça e estatuto socioeconómico com padrões de cárie na primeira infância. J Public Health Dent 2006; 66(1):

23-9.
Kiwanuka SN, Astrom AN, Trovik TA. Experiência de cárie dentária e sua relação com factores sociais e comportamentais entre crianças de 3-5 anos de idade no Uganda. Int J Paediatr Dent 2004; 14(5): 336-46.
Sheiham A, Watt RG. A abordagem do fator de risco comum: uma base racional para a promoção da saúde oral. Community Dent Oral Epidemiol 2000;28:399-406.
Ribeiro NM, Ribeiro MA. Aleitamento materno e cárie precoce da infância: uma revisão crítica. J Pediatr (Rio J) 2004;80:S199-S210.
Mahejabeen R, Sudha P, Kulkarni SS, Anegurdi R. Prevalência de cáries dentárias entre crianças em idade pré-escolar de Hubli: Cidade de Dharwad. J. Indian Soc Pedod Prev Dent 2006; 24(1): 19-22.
Mattila M, Rautava P, Sillanpaa M, Paunio P. Caries in five-year-old children and associations with family-related factors. J Dent Res 2000; 79(3): 875-881.
Horowitz AM. Resposta a Weinstein: Public health issues in early childhood caries. Comm Dent Oral Epidemiol 1998; 26(Suplemento 1): 91-95.
Inglehart M, Tedesco LA. Behavioral research related to oral hygiene practices: a new Gratrix D, Taylor GO, Lennon MA. Mothers' dental attendance patterns and their children's dental attendance and dental health. Br Dent J 1990;168:441-443.
modelo de promoção da saúde oral do século XX. Periodontol 2000 1995;8:15-23.
Daly B, Watt RG, Batchelor P, Treasure ET. Essential Dental Public Health. Oxford: Oxford University Press 2002. pp:47-61, 153-166.
Pine CM, McGoldrick PM, Burnside G, Curnow MM, Chesters RK, Nicholson J,Huntington E. Um programa de intervenção para estabelecer a escovagem regular dos dentes: compreender as crenças dos pais e motivar as crianças. Int Dent J 2000; 312-323.
Paunio P. Hábitos de saúde dentária de famílias jovens do sudoeste da Finlândia. Community Dent Oral Epidemiol 1994;22:36-40.
Petersen PE. Desigualdades em saúde oral: o contexto social da saúde oral. In: Pine CM, Harris R (eds). Saúde Oral Comunitária. Berlim: Quintessence 2007. pp:31-58
Okada M, Kawamura M, Kaihara Y, Matsuzaki Y, Kuwahara S, Ishidori H, Miura K. Influência do comportamento dos pais em matéria de saúde oral no estado de saúde oral dos seus filhos em idade escolar: um estudo exploratório que utiliza uma técnica de modelação causal. Int J Paediatr Dent 2002;12:101-108.
Hoxha E, Petro E, Brovina D, Kelmendi A. Primeira visita ao dentista na Albânia. 2009; OP: 14BaSS Congress.
Gussy MG, Waters EG, Walsh O, Kilpatrick NM. Early childhood caries: current evidence for a etiology and prevention. J Paediatr Child Health 2006;42:37-43.
Chan SC, Tsai JS, King NM. Alimentação e hábitos de higiene oral de crianças em idade pré-escolar em Hong Kong e conhecimentos e atitudes dentárias dos seus cuidadores. Int J Paediatr Dent 2002;12:322-331.
Petro E, Hoxha E, Kelmendi E. Hábitos alimentares dos CEC na Albânia. 2010;OP:15-BaSS Congress.
PetroE, Hoxha E, Brovina D, Kume D. Vleresimi i lidhjes midis indeksit HEI dhe kariesit te femijerise se hershme. 2011; referim ne Kongresin Il-te Nderkombetar te Stomatologjise.
Petro E, Hoxha E, Brovina E, Kume D. Kariesi i femijerise se hershme, ndikimi dhe percaktimi i dietes ne ecurine e tij. 2010; referim ne Konferencen XVI Kombetare Dentare Shqiptare.
Petro E, Hoxha E, Kelmendi M, Brovina D. Avaliação da relação entre o índice HEI e a cárie precoce da infância. Boletim de Ciências da Medicina. 2013;1:55-60.
Welbury R, Duggal M, Hosey M. Paediatric Dentistry - Third Edition 2005;8: 107-203.
Associação Dentária Americana (ADA). Declarações da ADA sobre cáries na primeira infância.2007.
Associação Americana de Odontopediatria (AAPD). Cuidados dentários para o seu bebé. 2007.
Twetman S, Garcia-Godoy F, Goepferd SJ. Saúde oral do bebé. Dent Clin North Am 2000;44:487-505.
Edelstein B. Policy issues in early childhood caries. Comm Dent Oral Epidemiol 1998; 86-103.
Schroth RJ, Moffatt ME. Determinantes da cárie precoce da infância na comunidade rural de Mantoba: um estudo piloto. Pediatr Dent 2005; 27(2): 114-20.
Van Wyk PJ, Louw AJ, Du Plessi JB. Situação da cárie e necessidades de tratamento na África

do Sul: Relatório do Inquérito Nacional sobre a Saúde Oral das Crianças de 1999-2002. SADJ 2004; 59(6): 238-242.
Lopez-Del-Valle L, Velazquez-Quintana Y, Weinstein P, Domoto P, Le Roux B. Cárie precoce da infância e factores de risco em crianças rurais porto-riquenhas. J Dent Childr 1998; 65(2): 132-135.
Weinstein P. Public health issues in early childhood caries. Community Dent Oral Epidemiol 1998;26(1 Suppl):84-90.
O'Sullivan DM, Douglass JM, Champany R, Eberling S, Tetrev S, Tinanoff N. Prevalência e tratamento da cárie dentária em crianças pré-escolares Navajo. J Public Health Dent 1994 ;54:139-144.
E.Petro, E.Hoxha, D.Brovina, D.Kume. Trajtimi endodontik i nderlikimeve te kariesit te femijerise se hershme. Revista Stomatologjike Shqiptare 2010; 2: 11-14.
Whelton H, O'Mullane DM. Aspectos de saúde pública das doenças e perturbações orais. Saúde Oral Comunitária 1997; 6: 75-81.
Rose G. Sick individuals and sick populations (Indivíduos doentes e populações doentes). Int J Epidemiol 2001;30:427-432.
Burt BA. Políticas de prevenção à luz da alteração da distribuição da cárie dentária. Ata Odontol Scand 1998;56:179-186.
Seppa L. O futuro dos programas preventivos em países com diferentes sistemas de cuidados dentários. Caries Res 2001;35(1 Suppl):26-29.
Featherstone JD. O continuum da cárie dentária, evidência de um processo dinâmico da doença. J Dent Res 2004;83(Spec No C):C39-C42.
Ismail AI. Prevenção de cáries na primeira infância. Community Dent Oral Epidemiol 1998;26(1 Suppl):49-61.
Overton Dickinson A. Educação para a saúde oral na comunidade. In: Mason J (ed). Concepts in Dental Public Health (Conceitos de Saúde Pública Dentária). Philadelphia: Lippincott Williams & Wilkin 2005. pp:139-157.
Rugg-Gunn AJ (ed). Sugarless towards the year 2000. Royal Society of Chemistry, 1994.
Rugg-Gunn AJ, Hackett AF, Appleton DR, Jenkins GN, Eastoe JE. Relationship between dietary habits and caries increment assessed over two years in 405 English adolescent schoolchildren. Arch Oral Biol 1984;29:983-992.
Featherstone JD. Desafios na distribuição de flúor, clorexidina e xilitol. BMC Oral Health 2006;6(1 Suppl):S8.
Kowash MB, Pinfield A, Smith J, Curzon ME. Effectiveness on oral health of a longterm health education programme for mothers with young children (Eficácia na saúde oral de um programa de educação para a saúde a longo prazo para mães com filhos pequenos). Br Dent J 2000;188:201-205.
Ripa LW. Hábitos de amamentação e cárie dentária em bebés: "Cárie de mamadeira". J Dent Childr 1978; Jul/Ago.
Febres C, Echeverri EA, Keene HJ. Consciência, hábitos e factores sociais dos pais e a sua relação com a cárie dentária provocada pelo biberão. Pediatr Dent 1997; 19(1): 22-27.
Milgrom P. Resposta a Reisine E Douglas: Psychological and behavioral issues in early childhood caries. Comm Dent Oral Epidemiol 1998; 26(Suplemento 1): 45-48.
Newbrun E. Effectiveness of water fluoridation (Eficácia da fluoretação da água). J Public Health Dent 1989;49:279-289. Evans DJ, Rugg-Gunn AJ, Tabari ED, Butler T. The effect of fluoridation and social class on caries experience in 5-year-old Newcastle children in 1994 Evans DJ, Rugg-Gunn AJ, Tabari ED, Butler T. The effect of fluoridation and social class on caries experience in 5-year-old Newcastle children in 1994 compared with results over the previous 18 years. Community Dent Health 1996;13:5-10.
Jones S, Burt BA, Petersen PE, Lennon MA. A utilização efectiva de fluoretos na saúde pública. Boletim do Órgão Mundial de Saúde 2005;83:670-676.
Twetman S. Prevenção da Cárie Precoce da Infância (CPE): Revisão da literatura publicada em 1998-2007. Eur Archs Paediatr Dent 2008;9:12-18.
Douglass JM, Douglass AB, Silk HJ. Um guia prático para a saúde oral do bebé. Am Fam Physician 2004;70:2113-2120.
Samadzadeh H, Bayat F. Dentists and obligatory public health service (Dentistas e serviço de saúde pública obrigatório). Teerão: Ministério da Saúde e da Educação Médica, Gabinete de

Saúde Oral, 1999.
Kay E, Locker D. A systematic review of the effectiveness of health promotion aimed at improving oral health. Saúde Dentária Comunitária 1998;15:132-144.
Kay EJ, Locker D. Is dental health education effective? Uma revisão sistemática das provas actuais. Community Dent Oral Epidemiol 1996;24:231-235.
Nurko C, Skur P, Brown JP. Prevalência de cáries em crianças num programa educativo de saúde oral infantil numa clínica WIC. J Dent Child (Chic) 2003;70:231-234.
Rong WS, Bian JY, Wang WJ, Wang JD. Effectiveness of an oral health education and caries prevention program in kindergartens in China (Eficácia de um programa de educação para a saúde oral e prevenção de cáries em jardins-de-infância na China). Community Dent Oral Epidemiol 2003;31:412-416.
Associação Americana de Odontopediatria (AAPD). Cáries na primeira infância: desafios únicos e opções de tratamento. Pediatr Dent 2000;22:21.
Cohen LA, Horowitz AM. Community-based sealant programs in the United States: results of a survey. J Public Health Dent1993;53(4):241-245.
Petro E, Hoxha E, Ciko E. Efikasiteti i aplikimit të silanteve në parandalimin e ECC. 2012; referim në Konferencën II të SHSHPP.
Abramson JH (2014). Programas de computador para epidemiologistas: WIN-PEPI, versão http://www.brixtonhealth.com/pepi4windows.html
Quinonez RB, Keels MA, Vann Jr WF, McIver FT, Heller K. Cáries na primeira infância: Análise de factores psicológicos e biológicos numa população de alto risco. Caries Res 2001;35:376-383.
Pine et al., International comparisons of health inequalities in childhood dental caries. Saúde Dentária Comunitária 2004;21(1 Suppl):121-130.
Tseveenjav B. Medicina dentária preventiva na Mongólia. Tese de doutoramento, Universidade de Helsínquia, Finlândia. Helsínquia: Yliopistopaino, 2004. Disponível em http:/ethesis.helsinki.fi/julkaisut/laa/hamma/vk/tseveenjav/
Hallett KB, O'Rourke PK. Cáries na primeira infância e prática de alimentação infantil. Saúde Dentária Comunitária 2002;19:237-242.
Landis JR, Koch GG. A medição da concordância do observador para dados categóricos. Biometrics 1977;33:159-74.
Burazeri G, Roshi E. Metodologjia e kerkimit shkencor ne shendetin publik 2010; 4:7987.
Fung MHT, Wong MCM, Lo ECM, CH Chu. Cáries na Primeira Infância: Uma revisão da literatura. Higiene Oral e Saúde 2013; 1:1-7.
Begzati-Rexhepi A, Begzati A, Dibrani N, Rexha L. A prevalência de CEC em crianças pré-escolares no município de Kastriot, Kosovo. 2012; PP:17-BaSS Congress.
Hattab FN, Al-Omari MA, Angmar-Mansson B, Daoud N. The prevalence of nursing caries in one-to-four-year-old children in Jordan. ASDC J Dent Child 1999;66:53-58.
King NM, Wu HM, Tsai JSJ. Prevalência e distribuição de cáries, e hábitos de saúde oral de crianças dos zero aos quatro anos de idade em Macau, China. J Dent Child 2003;70:243-249.
Chu CH, Fung DS, Lo EC. Dental caries status of preschool children in Hong Kong. Br Dent J 1999;187:616-620.
OMS, Guidelines for mothers of lowbirth weight children, 2004.
Paunio P, Rautava P, Helenius H, Alanen P, Sillanpaa M. The Finnish family competence study: The relationship between caries, Dental health habits and general health in 3-year- old Finnish children. Caries Res 1993;27:154-160.
Marques APF, Messer LB. Ingestão de nutrientes e cárie dentária na dentição decídua. Pediatr Dent 1992; 14:314-321.
King NM, Wei SHY. Nutrientes, dieta e saúde dentária. J Human Nut 1986; 8(3):1679- 1687.
Shulman JD. Existe uma associação entre o baixo peso à nascença e a cárie na dentição decídua? Caries Res, 2005; 39:161-167.
Lay PY, Seow WK, Tudehope DI, Rogers Y. Hipoplasia do esmalte e cárie dentária em crianças com muito baixo peso à nascença: um estudo longitudinal controlado por casos. Pediatr Dent 1997;19:42- 49.
Peretz B, Kafka I. Cárie dentária do biberão e complicações durante a gravidez e o parto. Pediatr Dent 1997;19(1):34-37.
Organização Mundial de Saúde (OMS). Princípios orientadores da alimentação complementar

do bebé amamentado. Genebra: OMS 2003b.
Roberts GJ, Cleaton-Jones PE, Fatti LP, Richardson BD, Sinwel RE, Hargreaves JA, Williams S. Padrões de alimentação a peito e a biberão e sua associação com cáries dentárias em crianças sul-africanas de 1 a 4 anos de idade. 1. Prevalência e experiência de cárie dentária. Community Dent Health 1993;10:405-413.
Hinds K, Gregory JR. National diet and nutrition survey: children aged m to 4^ years. Vol 2: Report of the dental survey. Londres: HMSO 1995.
Unkel JH, Sanford JP, Hobbs G, Frere CL. A capacidade de escovagem dos dentes está relacionada com a idade nas crianças. J Dent for Children 1995; Set-Out: 346-348.
Widmer R. A primeira consulta dentária: uma perspetiva australiana. Int J Paediatr Dent 2003;13:270.
Rayner JA. A primeira visita ao dentista: Um ponto de vista do Reino Unido. Int J Paediatr Dent 2003;13:269.
Nainar SM, Straffon LH. Targeting of Year One dental visit for United States children (Orientação da visita dentária do primeiro ano para crianças dos Estados Unidos). Int J Paediatr Dent 2003;13:258-63.
Douglass JM, Douglass AB. Educação sobre saúde oral infantil para residentes em pediatria e medicina familiar. Pediatr Dent 2005;27:4
Weinstein P, Domoto P, Koday M, Leroux B. Resultados de um ensaio aberto promissor para prevenir a cárie dentária do biberão: um estudo com verniz fluoretado. ASDC J Dent Child 1994;61:338-341.
Wang NJ. Métodos preventivos de cárie em cuidados dentários infantis relatados por higienistas dentários, Noruega, 1995 e 2004. Actu Odontol Scand 2005; 63(6): 330-4.
Marinho VC, Higgins JP, Sheiham A, Logan S. Combinações de flúor tópico (pastas de dentes, bochechos, géis, vernizes) versus flúor tópico único para a prevenção de cáries dentárias em crianças e adolescentes. Cochrane Database System Rev. 2004. Comentado em: Evid Based Dent 2004; 5(2): 38.
Shellis RP, Duckworth RM. Studies on the cariostatic mechanisms of fluoride (Estudos sobre os mecanismos cariostáticos do flúor). Int Dent Journal 1994; 44: 263-273.
Centro de Controlo de Doenças (CDC). Recommendations for using fluoride to prevent and control dental caries in the United States. Centros de Controlo e Prevenção de Doenças. MMWR Recomm Rep 2001;17;50:1-42.
Schroth RJ, Moore P, Brothwell DJ. Prevalência de cáries na primeira infância em 4 comunidades de Manitoba. JCDA 2005; 71(8).
Schroth RJ, Smith PJ, Whalen JC, Lekic C, Moffatt ME. Prevalência de cáries entre crianças pré-escolares no norte de Manitoba. J Can Dent Assoc 2005; 71(1): 27.
Tinanoff N. The early childhood caries conference, 18-19 de outubro de 1997. Pediatr Dent 1997; 19: 8.
Tinanoff N. Associação da dieta com a cárie dentária em crianças em idade pré-escolar. Dent Clin North Am 2005; 49(4): 725-37.
Tinanoff N, Kaste LM, Corbin SB. Early childhood caries: positive beginning. Comm Dent Oral Epidemiol 1998; 26(Suplemento 1): 117-119.
Davies GM, Blinkhorn FA, Duxbury JT. Cáries em crianças de 3 anos na Grande Manchester. Br Dent J 2001;190:381-384.
Wendt LK, Hallonsten AL, Koch G. Cárie dentária em crianças de um e dois anos de idade residentes na Suécia. Parte I - Um estudo longitudinal. Swed Dent J 1991;15:1-6.
Schroder U, Widenheim J, Peyron M, Hagg E. Prediction of caries in 1 1/2-year-old children. Swed Dent J 1994;18:95-104.
Lopez Del Valle L, Velazquez-Quintana Y, Weinstein P, Domoto P, Leroux B. Cárie precoce da infância e factores de risco em crianças rurais porto-riquenhas. ASDC J Dent Child 1998;65:132-135.
Hallonsten AL, Wendt LK, Mejare I, Birkhed D, Hakansson C, Lindvall AM, Edwardsson S, Koch G. Cáries dentárias e amamentação prolongada em crianças suecas de 18 meses de idade. Int J Paediatr Dent 1995;5:149-155.
Grindefjord M, Dahllof G, Modeer T. Caries development in children from 2.5 to 3.5 years of age: a longitudinalstudy. Caries Res 1995;29:449-454.
Alaluusua S, Malmivirta R. Early plaque accumulation, a sign for caries risk in young children.

Community Dent Oral Epidemiol 1994;22:273-276.
Tsubouchi J, Higashi T, Shimono T, Domoto PK, Weinstein P. A study of baby bottle tooth cay and risk factors for 18-month old infants in rural Japan (Estudo da cárie dentária do biberão e factores de risco em bebés de 18 meses de idade nas zonas rurais do Japão). ASDC J Dent Child 1994;61:293-298.
Vachirarojpisan T, Shinada K, Kawaguchi Y, Laungwechakan P, Somkote T, Detsomboonrat P. Early childhood caries in children aged 6-19 months. Community Dent Oral Epidemiol 2004;32:133-142.
Wendt LK, Carlsson E, Hallonsten AL, Birkhed D. Early dental caries risk assessment and prevention in pre-school children: evaluation of a new strategy for dental care in a field study. Ata Odontol Scand 2001;59:261-266.
Weinstein P, Harrison R, Benton T. Motivar os pais para prevenir cáries nos seus filhos pequenos: resultados de um ano. J Am Dent Assoc 2004;135:731-738.
Dye BA, Shenkin JD, Ogden CL, Marshall TA, Levy SM, Kanellis MJ. The relationship between healthful eating practices and dental caries in children aged 2-5 years in the United States, 1988-1994. J Am Dent Assoc 2004;135:55-66.
Ayhan H. Factores que influenciam as cáries de enfermagem. J Clin Pediatr Dent 1996; 20(4): 313-315.

ANEXO

a) Questionário estruturado.

Por favor, preencha o questionário assinalando a resposta correta com um X

1. Nome da criança____

2. Nome da mãe/tutor Telefone

3. Educação da mãe/do tutor

Elementar

Ensino médio

Ensino secundário

Faculdade

Pós-graduação

4. Nível de rendimento: Em comparação com outras famílias albanesas, acha que a sua família tem um nível de rendimento Mais baixo

Sobre o mesmo

Mais alto

5. Peso da criança à nascença

Menos de 2500 gr

Mais de 2500 gr

6. A criança sofre de alguma doença crónica?

Sim nome da doença

Não

7. A criança recebeu alguma medicação/tratamento regular?

Sim nome do medicamento/tratamento

Não

8. A criança recebeu/recebe algum suplemento? Sim ☐ Não ☐

Fluoreto

Cálcio

Ferro

Vitaminas

Outros

nome

9. Métodos de alimentação das crianças

Natural, apenas leite materno

Artificial, apenas fórmula

Combinação de ambos

10. Deixou de amamentar depois de completar 1 ano de idade? Sim ☐ N o ☐

11. A criança tomou o biberão à noite? Sim ☐ Não ☐

12. Conteúdo do frasco

Leite de vaca

Leite de fórmula

Sumo de fruta

Chá

Outros nome

13. Adicionaste Adicionaste açúcar ao biberão calmante? Sim Não

14. O O seu filho utilizou o biberão calmante? Sim Não

15. Revestiu Revestiu a garrafa com açúcar ou mel? Sim Não

16. Idade em que a criança começou a beber de um copo ______________________________

17. Idade em que a criança começou a comer alimentos sólidos ______________________________

18. A criança consome alimentos entre as refeições? Sim☐ Não ☐

19. Será que a criança consome produtos açucarados? Sim☐ Não☐

20. Será que a criançaconsome chupa-chupas/balas açucaradas? Sim☐ Não☐

21. Será que a criança escova os dentes todos os dias? Sim☐ Não ☐

22. Idade em que o seu filho começou a escovar os dentes ______________________________

23. Quantas vezes por dia é que o seu filho escova os dentes?

Uma vez por dia

Duas vezes por dia

Mais do dobro

24. O seu filho escova os dentes antes de se deitar? Sim☐ Não☐

25. Quem escova os dentes do seu filho?

A própria criança

Pai/responsável

Criança sob supervisão dos pais

26. Idade em que a criança visitou o consultório do dentista pela primeira vez ________________

27. O seu filho faz check-ups dentários regulares? Sim☐ Não ☐

28. O seu filho tem selantes colocados? Sim☐ Não☐

O seu filho foi submetido a fluoretação no dentista/creche? Sim☐ Não☐

Obrigado pela vossa

a) Ficheiro de dados

Ficheiro dentário

Faculdade de Medicina Dentária

Departamento de Terapia Estomatológica

Prevalência de cáries precoces em crianças de 3-5 anos de idade em Tirana

1. Número de série ☐ ☐ ☐ ☐
2. Data ☐ ☐ ☐ ☐ ☐ ☐ ☐ ☐
3. Jardim de infância Não. ☐ ☐
4. Nome da criança ______________________
5. Idade em anos ☐
6. Sexo M/F ☐
7. Estado dentário segundo a OMS

55	54	53	52	51	61	62	63	64	65
85	84	83	82	81	71	72	73	74	75

A= sem cáries

B= com cáries

C= obturação com cáries

D= obturação sem cáries

E= extração devido a cáries

F= selante

T= traumatismo/fratura

- =não pode ser examinado

8. deft Índice

dt ____
et ____
pés ____
deft ____

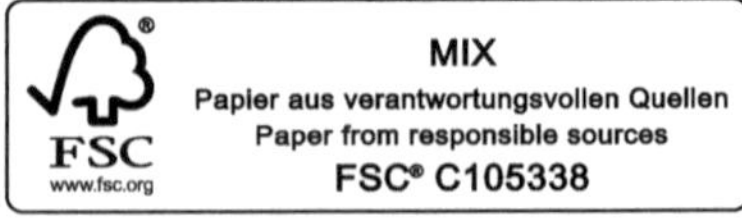

Printed by Books on Demand GmbH, Norderstedt / Germany